Le massage des zones réflexes

Dr Franz Wagner

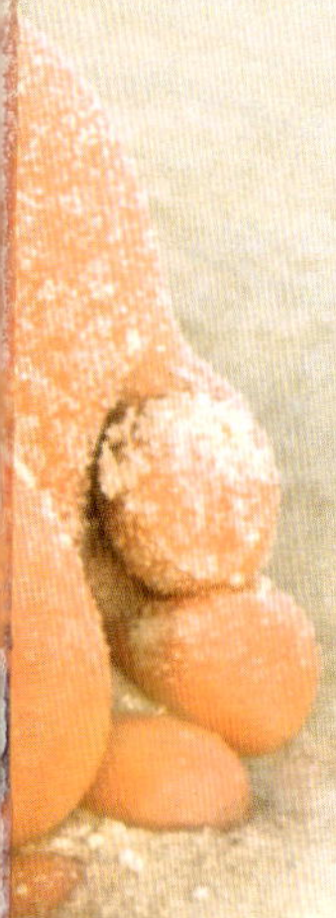

VIGOT

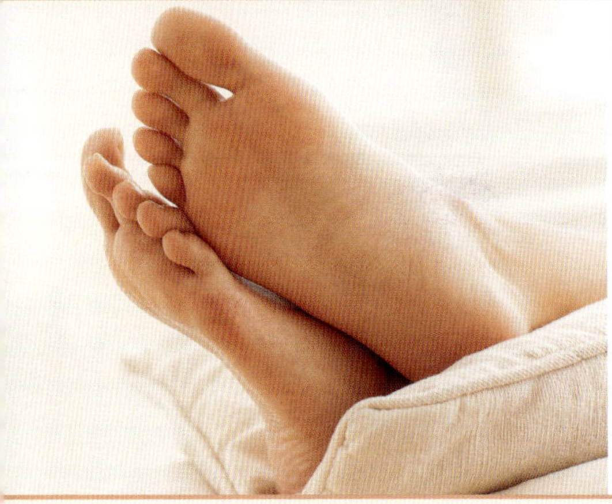

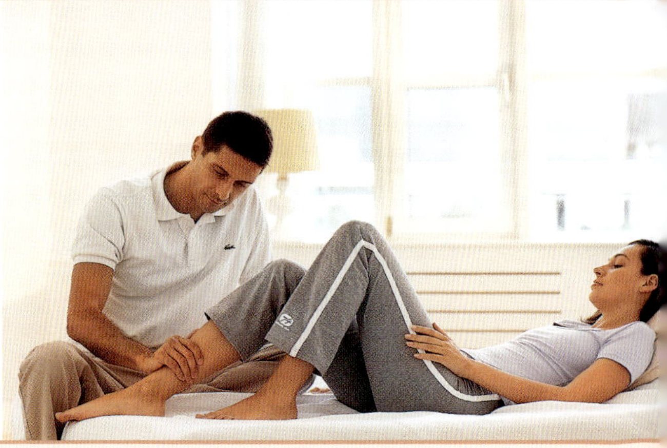

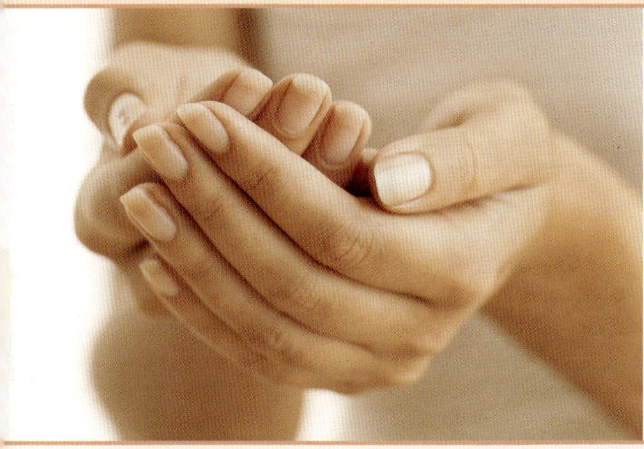

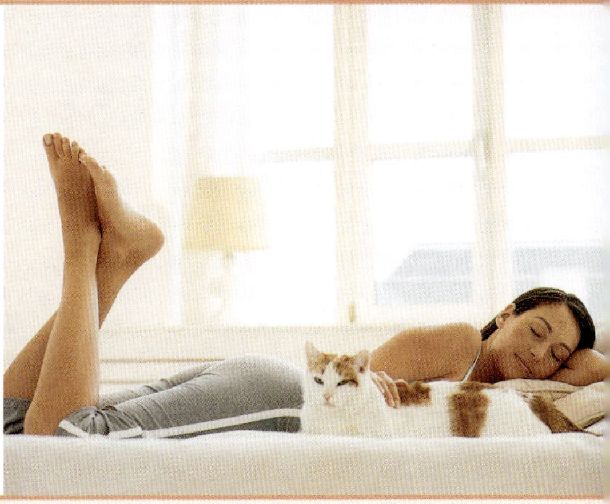

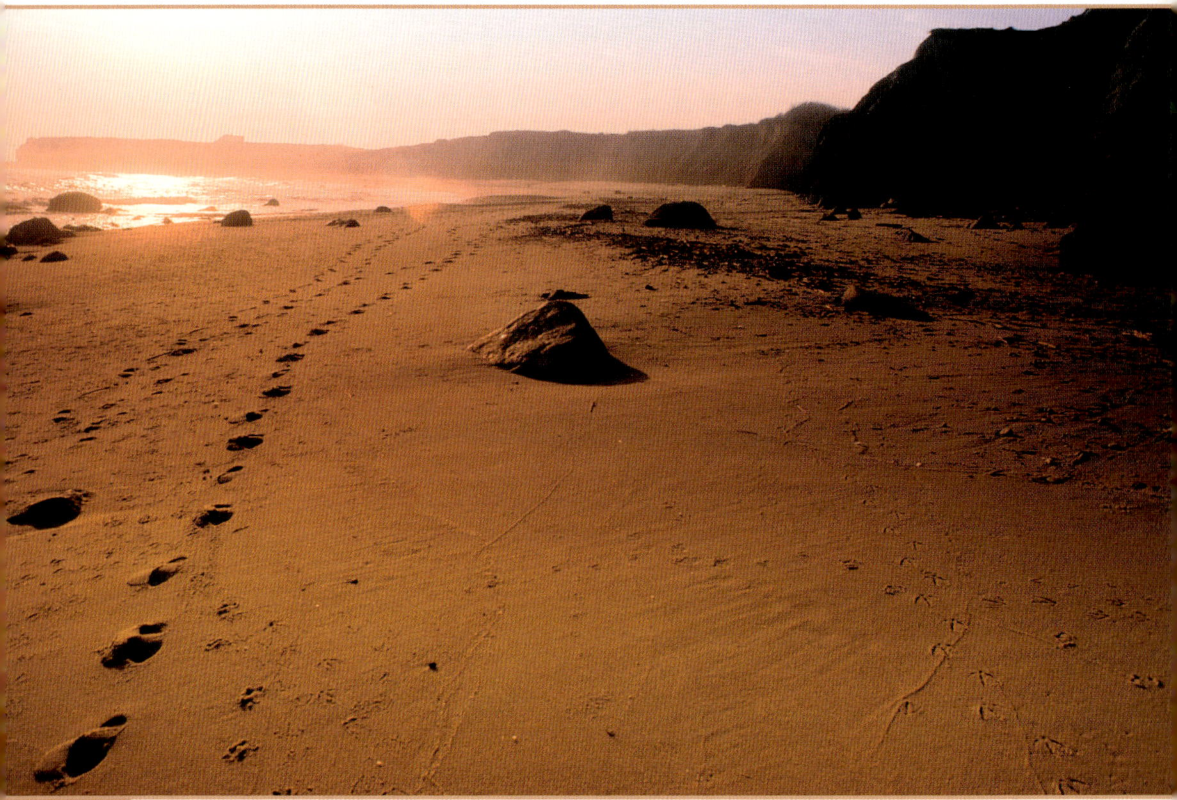

L'AUTEUR

Le Dr Franz Wagner est professeur à l'Institut de sociologie de l'Université de Linz, en Autriche. Ses domaines de spécialité sont la santé, la médecine, la formation professionnelle et la communication. Après ses études aux universités de Linz, de Salzbourg et de Columbia aux États-Unis, il s'est intéressé de près aux différents concepts propres à la médecine naturelle. Il a enseigné durant de nombreuses années dans plusieurs centres de formation l'ergothérapie et la physiothérapie.

Franz Wagner est l'auteur de nombreuses contributions scientifiques ainsi que de plusieurs ouvrages consacrés à l'homéopathie, à l'acupression et au massage des zones réflexes, qui ont été traduits dans onze langues.

Il dirige actuellement l'Academy of Reflexology Austria ainsi que l'Akademie für Beratung und Coaching (centre de formation, de conseil et de coaching) et fait partie de l'International Counsil of Refloxologists.

Avant-propos

La médecine naturelle met à notre disposition un certain nombre de pratiques et de méthodes depuis longtemps éprouvées, faciles à apprendre et permettant d'apporter de façon simple santé et bien-être. Toutes les thérapeutiques naturelles se fondent sur l'observation selon laquelle l'énergie vitale – qu'il est possible de stimuler de l'extérieur – peut rétablir l'équilibre de l'organisme lorsque celui-ci est compromis par la maladie ou le surmenage.

La santé est un phénomène dynamique. Elle résulte de l'activité régulatrice et ordonnatrice de la vie. Être vivant c'est évoluer sans cesse et s'adapter continuellement aux exigences du milieu. La graine la plus infime atteste de manière éclatante de la force vitale infinie qui est à l'œuvre dans le cosmos.

La médecine naturelle dispose de moyens simples pour assurer une circulation harmonieuse de l'énergie vitale. Le massage des zones réflexes en est un parmi d'autres. En nous offrant la possibilité d'activer les forces d'autoguérison de notre organisme, il nous permet de veiller à notre propre santé. En découle un nouveau rapport à soi et une meilleure compréhension du corps en tant qu'entité.

Le massage des zones réflexes est aujourd'hui considéré par beaucoup de kinésithérapeutes comme une forme particulièrement aboutie de physiothérapie. Il ne peut bien sûr pas se substituer à la médecine conventionnelle, là où celle-ci est nécessaire, mais il complète avantageusement nombre de mesures thérapeutiques. Si vous souhaitez y avoir recours dans le cadre d'un plan de traitement, mieux vaut toutefois demander tout d'abord l'avis de votre médecin.

J'enseigne cette méthode depuis maintenant plus de 20 ans et suis redevable aux personnes qui suivent régulièrement mes cours et mes séminaires d'un certain nombre d'avancées que j'ai faites dans ce domaine. Aussi voudrais-je dédier ce livre non seulement à mes lecteurs, que je salue, mais aussi à toutes celles et ceux qui, durant toutes ces années, m'ont aidé par leurs observations et leurs remarques.

Je vous souhaite à tous une excellente santé !

Franz Wagner

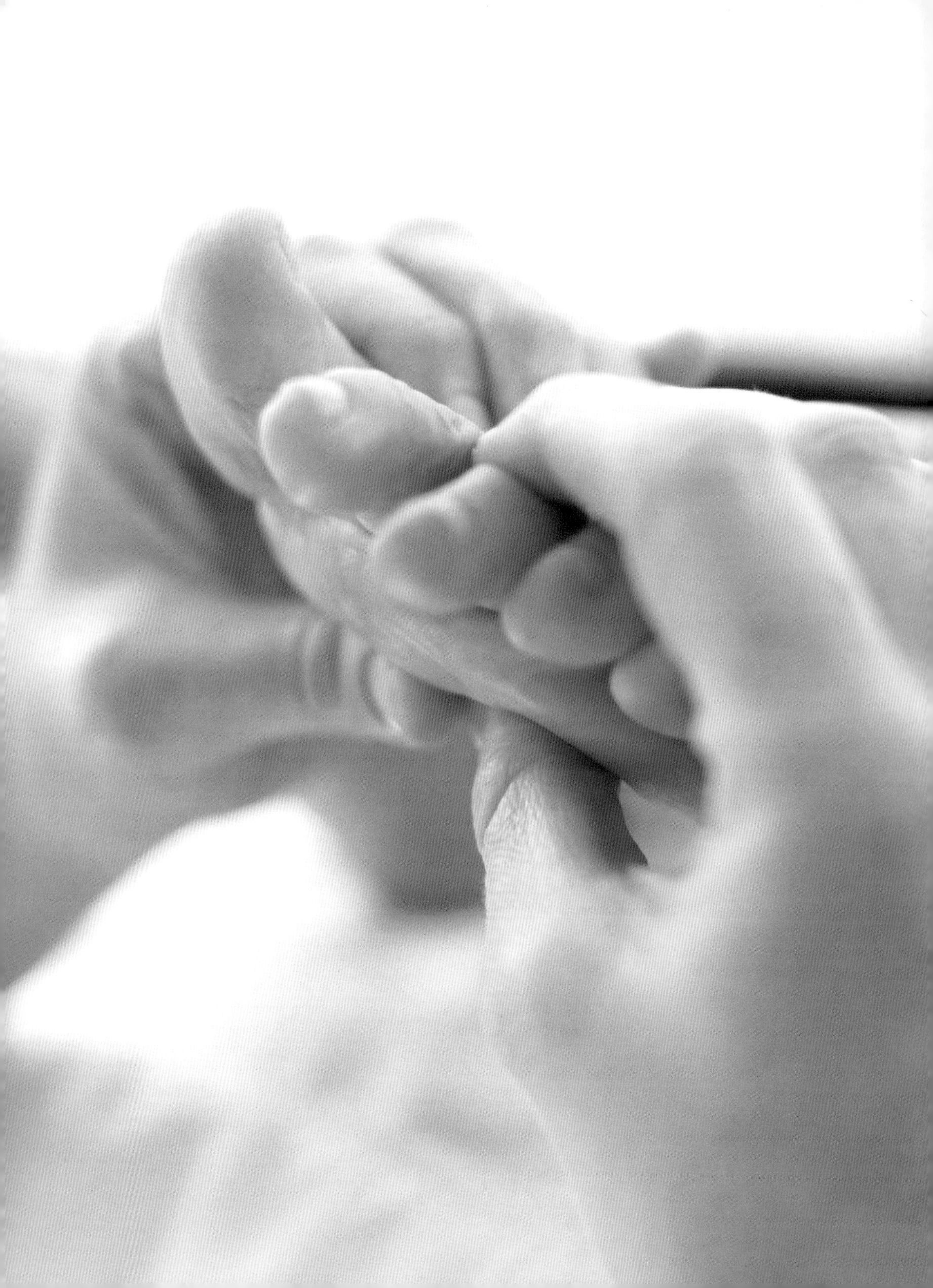

La santé par le massage

« Là où se trouvent tes pieds commence le voyage. »
(Lao-Tseu, dans le Tao-Te-King)

Lorsque nous pratiquons le massage des zones réflexes, nous travaillons selon le principe du mouvement : nous mettons quelque chose en marche. Nous activons les énergies vitales et renforçons les défenses naturelles de l'organisme !

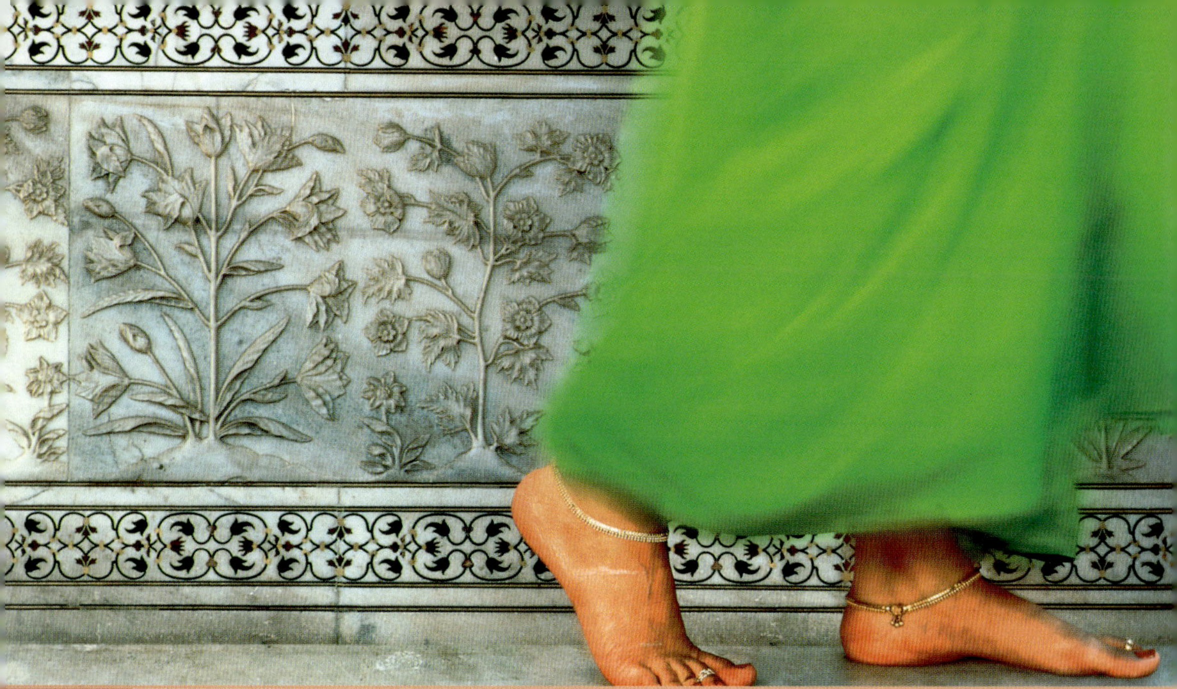

Bon à savoir

Le massage des zones réflexes est une méthode thérapeutique des plus anciennes. On le retrouve sous différentes formes dans de nombreuses civilisations et il n'a, malgré son âge, rien perdu de son efficacité. Ce livre vous permettra de vous familiariser avec ses principes théoriques et pratiques.

Rappel historique

Le massage des zones réflexes des mains et des pieds est pratiqué depuis très longtemps par beaucoup de peuples afin de prévenir les maladies. Nous ne savons pas exactement dans quelle région du monde il puise ses origines. Des documents anciens prouvent qu'on le connaissait déjà il y a plusieurs millénaires en Extrême-Orient, en Amérique du Sud et en Europe. Il est probable qu'il soit aussi vieux que l'acupuncture et l'acupression digitale, car les témoignages remontant à l'origine de ces méthodes thérapeutiques semblent attester de pratiques pouvant faire

conclure à son existence dès cette époque. Si ces conclusions sont justes, le massage des zones réflexes aurait donc environ 6 000 ans.
En ce qui concerne l'Europe moderne, les premiers documents pouvant être considérés comme annonciateurs de la réflexologie scientifique telle qu'elle se pratique aujourd'hui, datent du XVIe siècle. Toutefois, c'est sans doute chez des peuplades d'Amérique que le massage des zones réflexes est le mieux enraciné.

Le traitement de la douleur chez les Indiens d'Amérique

Beaucoup de tribus amérindiennes appliquent depuis longtemps des méthodes de guérison consistant à traiter les organes malades de façon indirecte, comme, par exemple, en massant les pieds du patient. Sans probablement le nommer ainsi, les premiers habitants du Nouveau Monde connaissaient donc bien avant nous le principe des zones réflexes.
Le médecin américain W. H. Fitzgerald (1872-1942) s'intéressa beaucoup à la méthode traditionnellement utilisée par les « Peaux Rouges » pour combattre la douleur. Il remarqua que les personnes souffrant de douleurs massaient des zones de leur corps qui n'étaient pas traversées par les méridiens d'acupuncture de la médecine chinoise. Les massages portaient essentiellement sur la plante des pieds et la paume des mains. Plus la douleur paraissait interne, plus la manœuvre portait sur la partie intérieure de la plante ou de la paume, et inversement.

Le concept de zone

Le docteur Fitzgerald mit en parallèle les connaissances qu'il avait acquises en tant que médecin au contact de la médecine traditionnelle des Amérindiens avec ses propres observations. Il avait en effet constaté qu'en massant certaines zones ou points du corps de ses patients, comme il avait vu faire dans les tribus, il parvenait à améliorer le fonctionnement de leurs organes et à soulager, voire à supprimer leurs douleurs. La distance séparant les organes malades des zones ou points massés semblait n'avoir aucune incidence sur l'efficacité du geste. En 1917, il systématisa ses observations dans un ouvrage intitulé *Thérapeutique des zones* où il divise le corps humain en dix zones longitudinales allant du sommet du crâne jusqu'aux orteils, et des épaules jusqu'au bout des doigts, cinq pour la moitié droite et cinq pour la moitié gauche ; selon ce schéma, chaque zone comprend différents organes et régions du corps. En raison des flux énergétiques, tout ce qui se passe dans une zone se répercute sur chacun des éléments qu'elle renferme.

Développement et popularisation

C'est encore un médecin américain, le docteur J. S. Riley, qui développa les possibilités de la réflexologie. Formée à cette méthode thérapeutique, son assistante, l'infirmière Eunice Ingham, traita quantité de patients de cette manière. On doit à cette pionnière deux ouvrages qui donnent une très bonne idée des efforts menés à l'époque pour diffuser le massage des zones réflexes : *Ce que les pieds peuvent raconter* et *Ce que les pieds ont raconté*.

La réflexologie fut introduite en France via l'Angleterre. Aujourd'hui, beaucoup de médecins et de kinésithérapeutes la préconisent et la pratiquent. Les possibilités qu'elle offre dans le traitement de différentes maladies, notamment dans celui des affections de l'appareil locomoteur, se sont considérablement élargies. Avec le regain d'intérêt manifesté dans nos sociétés pour les méthodes holistiques, le massage des zones réflexes tend à jouer un rôle de plus en plus important dans la prévention des maladies.

Les Amérindiens pratiquent le massage thérapeutique des pieds depuis des temps immémoriaux.

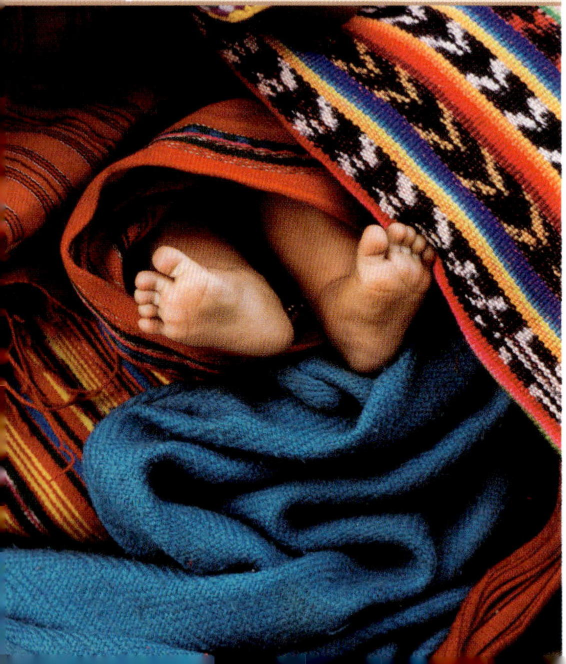

Pieds et mains : le sujet en raccourci

Le massage des zones réflexes repose sur la constatation que l'énergie vitale du corps passe par des canaux et qu'il est possible d'influer sur le fonctionnement des organes et des régions du corps en se servant de ces liens énergétiques.

Chez les personnes en bonne santé, l'énergie vitale circule librement au travers des canaux et alimente l'ensemble du corps de façon équilibrée. Il arrive pourtant que le flux énergétique soit interrompu ou ralenti, ce qui met la santé physique et psychique en péril. Le massage des zones réflexes peut faire sauter ces « bouchons » et rétablir l'équilibre du système énergétique.

Pour ce faire, nous manipulons les pieds ou les mains du patient, car les extrémités sont parcourues par tous les canaux énergétiques, ce qui fait d'elles en quelque sorte un raccourci du sujet. Le massage des pieds ou des mains influe sur l'ensemble du corps ainsi que sur le psychisme. Les petites surfaces sur lesquelles les organes et les régions du corps se projettent sont appelées zones réflexes. Elles se trouvent :

- sur la plante des pieds et la paume de mains,
- sur le dos des pieds et des mains,
- sur la face interne et externe des pieds et des mains.

Le massage de chacune de ces zones provoque automatiquement une réaction dans les parties correspondantes.

Zones longitudinales et zones transversales

La répartition par zones selon le Dr W. H. Fitzgerald occupe aujourd'hui encore une place importante dans le massage des zones réflexes. Elle constitue un schéma d'orientation qui nous aide à mettre en rapport les différents organes et régions du corps avec les zones réflexes des mains et des pieds.

Le quadrillage du corps en cinq zones longitudinales et trois zones transversales rappelle celui d'une carte géographique en degrés de longitude et degrés de latitude (schémas pages 12). Il permet de faire facilement le lien entre les zones réflexes et les organes et régions du corps correspondant à chacune d'elles.

Les cinq zones longitudinales de chacun des deux hémicorps s'étendent du sommet du crâne jusqu'aux orteils et des épaules jusqu'au bout des doigts. Dans les schémas ci-dessus, seules sont explicitement indiquées les zones 1 et 5 de l'hémicorps droit et les zones 1 et 4 de l'hémicorps gauche. Il faut s'imaginer les autres zones courant parallèlement à celles-ci, de la tête jusqu'aux pieds et des orteils jusqu'aux talons.

Les trois zones transversales comprennent respectivement :

- La région de la tête et des épaules ; la ligne de démarcation passe à la hauteur des épaules (soit, sur le pied, la ligne des articulations métatarso-phalangiennes et, sur la main, celle des articulations métacarpo-phalangiennes).
- Le thorax et l'étage supérieur de l'abdomen ; la ligne de démarcation passe par l'arc costal inférieur (soit, sur le pied, à la base des métatarsiens et, sur la main, à peu près au niveau de la transition entre les métacarpiens et le carpe).
- Région coxale, abdominale et pelvienne.

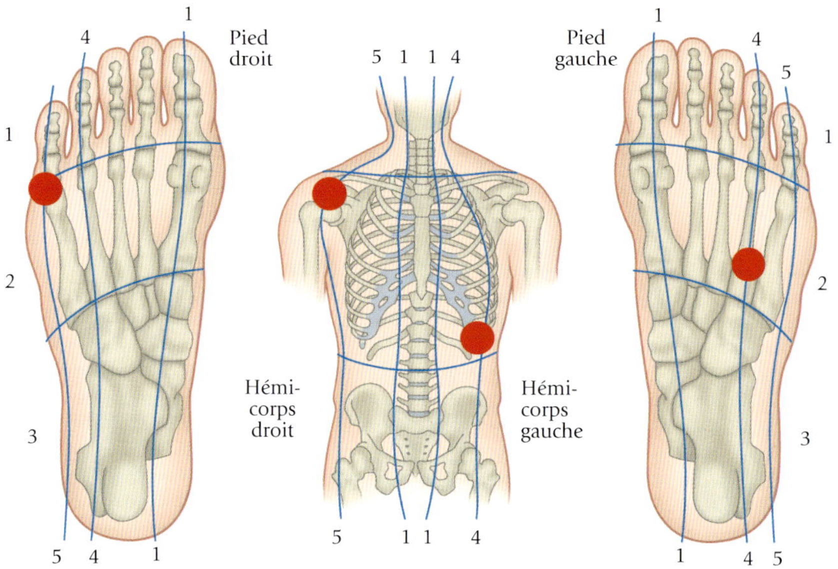

Sur le quadrillage du corps, l'épaule droite se trouve dans la 5e zone longitudinale, à la limite entre la 1re et la 2e zone transversale. La zone réflexe correspondante se trouve donc logiquement dans la région de l'articulation basale du petit orteil du pied droit. De la même manière, la rate, qui se trouve dans la 4e zone longitudinale gauche et la 2e zone transversale, se projette au niveau du 4e métatarsien gauche.

Comment localiser les zones réflexes

- Le pied droit (la main droite) est l'image projetée de la partie droite du corps et le pied gauche (la main gauche) celle de la partie gauche du corps.
- La superposition des zones réflexes reproduit le chevauchement des organes (par exemple celui du cœur et des poumons).
- Les organes allant par paire (reins, poumons…) ont une zone réflexe dans chaque pied (ou dans chaque main), alors que les organes uniques ont leur

zone réflexe dans l'un ou l'autre des pieds (ou l'une ou l'autre des mains) selon qu'ils se trouvent dans la partie droite ou la partie gauche du corps.

- Les organes « médians » (œsophage, colonne vertébrale, vessie…) ont leur zone réflexe sur la partie intérieure de chaque pied (ou de chaque main).
- Les zones réflexes des organes se trouvent généralement sur la plante des pieds (ou dans les paumes des mains), celles des muscles plutôt sur le dos des pieds (ou des mains).

Comment le massage des zones réflexes agit-il ?

À vrai dire, personne ne le sait vraiment. Il existe à ce sujet différentes pistes et théories, mais aucune explication définitive. Cela n'a rien d'étonnant, car si nous savions de manière précise comment cette forme de massage agit, nous connaîtrions probablement aussi les arcanes de la vie elle-même.

Tentatives d'explication

Il existe plusieurs amorces d'explication reposant sur l'état des connaissances et l'expérience personnelle des uns et des autres. Le massage des zones réflexes appartient à la médecine populaire. Il constitue à ce titre une discipline essentiellement empirique. Que l'on s'explique ou non son mode d'action, force est de constater qu'il agit.

Liaisons entre zones réflexes et organes internes

Ce modèle explicatif suppose l'existence – non démontrée scientifiquement – d'un lien entre les zones réflexes des pieds ou des mains, sur lesquelles portent les manœuvres, et les phénomènes corporels. Ce lien se retrouve dans la théorie des flux énergétiques, qui est au fondement de la médecine chinoise. Dans ce cas, les canaux énergétiques, ou « méridiens », sont conçus comme des voies de circulation qui parcourent l'ensemble du corps.

Beaucoup d'autres formes de massages et de méthodes thérapeutiques, telles que le massage du tissu conjonctif ou la thérapie neurale, se fondent aussi sur les rapports réflexes qu'entretiennent les zones réflexes avec les différents organes et parties du corps correspondants. Les phénomènes organiques et l'état de santé général se projettent à certains endroits ou sur certaines parties du corps, comme la peau, les oreilles ou les yeux. L'image projetée dans les yeux sert de base à l'iridologie.

On connaît également les zones de Head du nom d'un médecin anglais qui découvrit que certains segments cutanés sont en relation réflexe avec différents organes.
Le massage des zones réflexes des pieds et des mains n'est donc que l'une des multiples formes que peut prendre la réflexothérapie.

Autres théories

On a longtemps cru pouvoir expliquer l'action du massage des zones réflexes par les « arcs réflexes neuronaux ». Ces arcs réflexes consistent en une série de « réponses involontaires » à des stimuli sensoriels. Étant donné que chaque pied contient plus de 70 000 terminaisons nerveuses, l'idée selon laquelle le massage de ces points stimulerait les fonctions des organes correspondants paraissait tout à fait plausible.
Se fondant par ailleurs sur la comparaison d'Eunice Ingham qui trouvait que masser la plante des pieds était « comme écraser des cristaux de sucre avec les pouces », beaucoup de praticiens ont longtemps expliqué l'action du massage des zones réflexes par la « théorie des dépôts cristallins ». Ils pensaient avoir affaire à des dépôts de cristaux d'acide urique ou à une obstruction des terminaisons nerveuses que le massage des pieds aurait suffi à éliminer. Ces explications sont aujourd'hui dépassées et en partie réfutées, mais, dans un souci de simplification, beaucoup de praticiens présentent toujours leur travail de cette façon.

Une meilleure irrigation des organes

Le mode d'action du massage des zones réflexes semble plus complexe qu'on ne le pensait au départ. Cette méthode nous permet d'améliorer l'irrigation des organes et d'accélérer leur régénération. Parmi les principaux effets obtenus, la relaxation, l'équilibre et le bien-être ne sont pas des moindres, puisqu'il s'agit des conditions nécessaires aux processus de guérison.
À ce jour, nul ne sait pourquoi il en est ainsi, et aucun modèle explicatif simple ne permet de fournir une réponse satisfaisante. L'activation en douceur des énergies vitales par le massage des zones réflexes est un phénomène aussi inexplicable que la vie elle-même !

Méthode de relaxation

L'expérience montre qu'un massage doux et bien dosé des zones réflexes peut dissiper les blocages et les tensions, ce qui en fait une excellente méthode de relaxation et d'ouverture sur l'extérieur. Il faut voir là l'un des aspects les plus importants du massage des zones réflexes pour l'avenir des pratiques de santé, car il permet à tout un chacun de lutter par lui-même de façon simple et efficace contre les situations de stress. En manipulant nos pieds et nos mains de manière ciblée, nous pouvons libérer nos énergies et leur permettre ainsi de remplir sans entraves leur rôle de régulateur naturel.

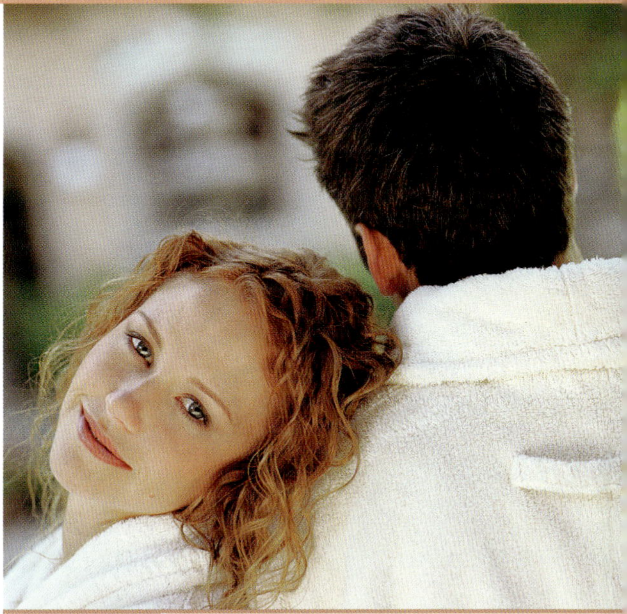

Réequilibrage et relaxation stimulent nos forces d'autoguérison.

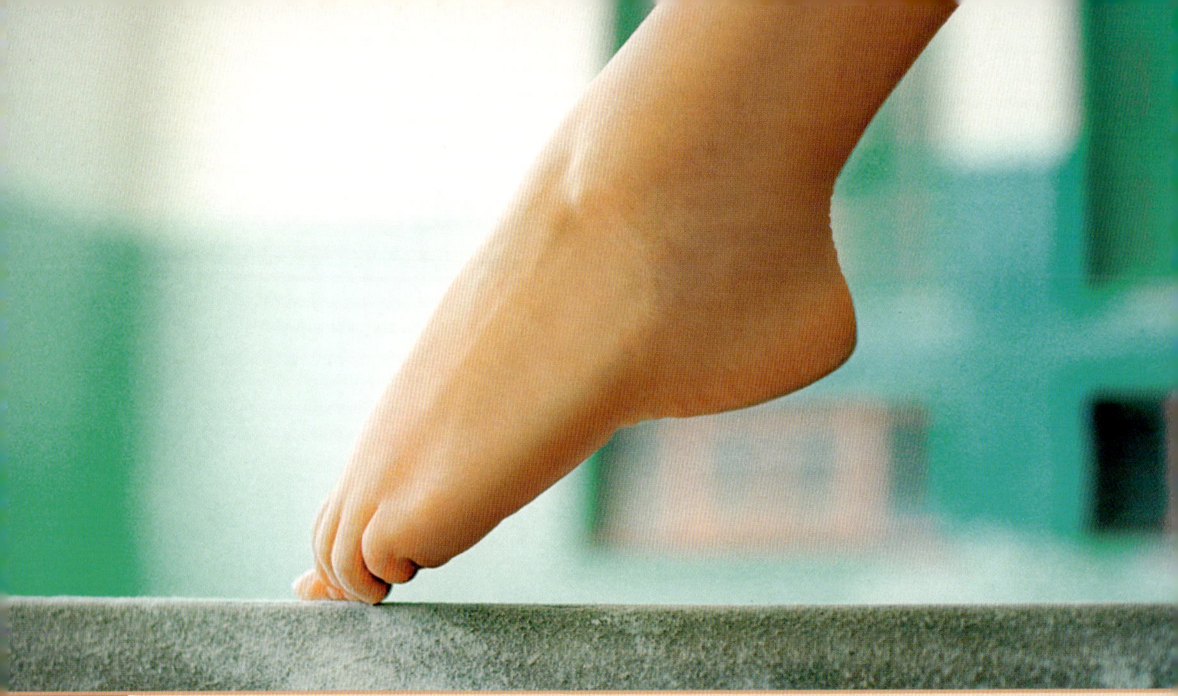

Corps et totalité

Être en bonne santé signifie plus que le simple fait de ne pas être malade. La santé concerne l'individu dans son ensemble. Elle dépend donc d'une multitude de facteurs – physiques, psychiques, intellectuels et environnementaux. Par le massage des zones réflexes, nous ne faisons pas que manipuler des pieds (ou des mains). Nous entrons aussi en contact avec l'énergie vitale d'un individu.

Le corps dans le langage courant

Le langage est l'un des principaux outils de compréhension globale des phénomènes corporels. Nombre d'expressions que nous employons tous les jours attestent de notre connaissance intuitive et immédiate de l'interaction entre le corps et l'esprit. Nous comprenons immédiatement ce que signifie le fait d'avoir du « jus de navet dans les veines » ou « la tête sur les épaules ». Celui qui « a les foies » semble comme « paralysé par la peur ». Il se peut même qu'il en ait « le souffle coupé » ou « la gorge nouée ». Celui qui s'emporte « voit rouge » et peut en « perdre la tête ». Il semble donc bien y avoir une dimension psychosomatique du langage. On peut y voir distinctement les liens étroits qui existent entre certaines situations, la façon dont elles sont perçues et les réactions physiques qu'elles provoquent. Le corps et l'esprit formant un tout, chaque événement se répercute sur l'ensemble des éléments : le maintien, la voix, la respiration – et naturellement le langage !

Aides pour la localisation

Pour bien s'orienter lorsqu'on effectue un massage, il est important d'avoir une certaine connaissance de l'anatomie humaine et des fonctions organiques. Le fait de savoir où se situent les différents organes et à quoi ils servent vous permettra de reconnaître et de localiser facilement les zones réflexes à manipuler.

Colonne vertébrale

Le squelette humain se compose de plus de deux cents os. Le crâne, la colonne vertébrale et la cage thoracique sont rassemblés sous le terme de « squelette axial », tandis que les autres os forment le squelette des membres.

Le crâne repose sur la colonne vertébrale qui se compose de 33 ou 34 corps vertébraux séparés par des disques.

À l'exception des deux premières vertèbres cervicales, toutes les autres ont la même structure de base. Elles sont reliées entre elles par de petites articulations vertébrales. La colonne vertébrale constitue l'axe principal du mouvement, supporte le poids corporel et abrite la moelle épinière. Elle se divise comme suit :

- colonne cervicale (7 vertèbres),
- colonne thoracique (12 vertèbres),
- colonne lombaire (5 vertèbres),
- acrum (5 vertèbres),
- coccyx (4 ou 5 vertèbres).

Articulations et muscles

Aidés des tendons et des ligaments, les articulations et les muscles nous permettent de nous mouvoir et déterminent pour l'essentiel notre allure générale. En

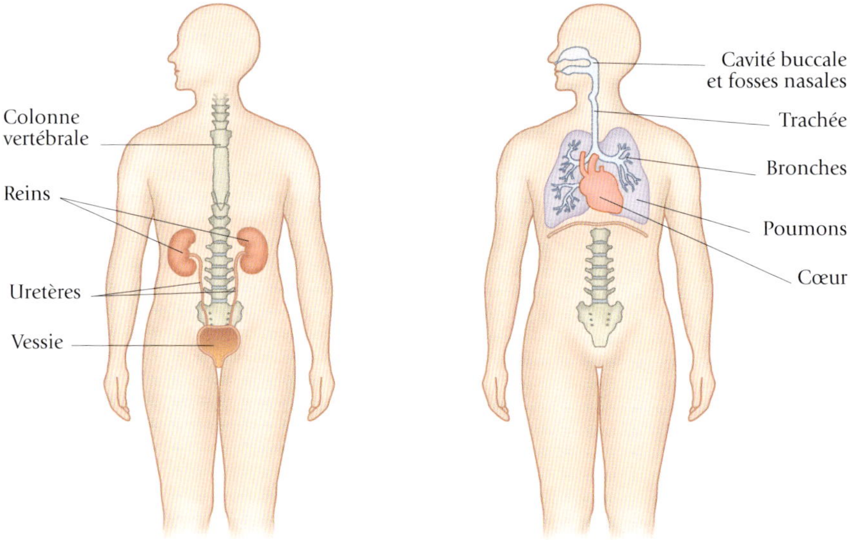

À gauche se trouvent la colonne vertébrale et les organes urinaires, à droite les organes respiratoires et le cœur.

reliant les os et les cartilages entre eux, les articulations forment l'appareil locomoteur passif ou squelette, tandis que les muscles et les tendons constituent l'appareil locomoteur actif, qui met le squelette en mouvement.

Tête

Le crâne renferme le cerveau, les organes des sens et l'origine des voies respiratoires et des voies digestives. Bien qu'assez petite comparativement à d'autres parties du corps, la tête joue le rôle principal dans tous les phénomènes corporels. La boîte crânienne protège le cerveau, qui dirige et coordonne tout ce qui se passe dans le corps. Les yeux et les oreilles ainsi que les organes gustatifs et olfactifs se trouvent dans la tête, qui est également le siège de la pensée et de la conscience. La tête est donc l'endroit où sont décodées des impressions sensorielles et d'où partent les ordres vitaux adressés aux différents organes et autres parties du corps.

Nuque et épaules

Le cou fait le lien entre la tête et le tronc. Il contient des organes tels que la glande thyroïde, la glande parathyroïde et le larynx. La ceinture scapulaire (clavicules, omoplates) est extrêmement mobile, car elle n'est véritablement rattachée à la cage thoracique que par l'articulation sterno-claviculaire. En revanche, beaucoup de muscles s'y insèrent, ce qui confère aux épaules un rôle important dans le maintien et une fonction motrice centrale (mouvement des bras).
Les raideurs et les tensions musculaires dans la région de la nuque et des épaules (souvent liées à des problèmes cervicaux) peuvent provoquer un pincement douloureux des voies nerveuses au moindre mouvement des bras.

Organes respiratoires

L'inspiration et l'expiration provoquent l'élargissement et le rétrécissement alternés et rythmés de la cage thoracique. Le larynx sépare les voies respiratoires supérieures (cavité buccale, fosses nasales et pharynx) des voies respiratoires inférieures (trachée, bronches). Les poumons sont un organe double, composé de deux lobes coniques reliés entre eux par de gros vaisseaux sanguins. Ils remplissent les deux côtés de la cage thoracique. Le diaphragme, muscle respiratoire indispensable, sépare la cage thoracique de l'abdomen. Sans lui aucune activité respiratoire ne serait possible. La respiration correspond au rythme de la vie elle-même et tout ce qui se passe en nous et autour de nous se répercute immanquablement sur elle.

Cœur et circulation sanguine

Le cœur, organe musculaire creux environ gros comme un poing, pompe le sang pour le faire circuler dans les veines. Battements du cœur, circulation sanguine et tension artérielle s'influencent mutuellement et sont par ailleurs tributaires du système nerveux et du système hormonal.

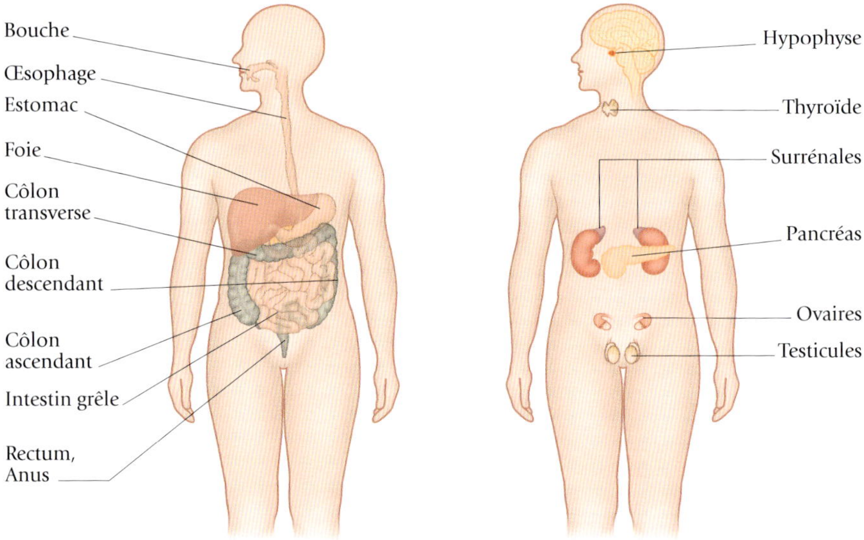

À gauche se trouvent l'appareil digestif, à droite les glandes endocrines.

Organes digestifs

Le tube digestif est un long conduit tapissé de muqueuses allant de la bouche à l'anus. Ce conduit, d'environ 8 m de long, forme avec le foie, la vésicule biliaire et le pancréas ce qu'il est convenu d'appeler l'appareil digestif. Ces trois organes sont reliés au tractus gastro-intestinal par des conduits excréteurs. Sous la muqueuse gastrique se trouve une multitude de glandes dont la fonction est de produire le suc gastrique. Le côlon monte le long du flanc droit (côlon ascendant), traverse l'abdomen de part en part (côlon transverse), redescend le long du flanc gauche (côlon descendant) et se termine par le sigmoïde, le rectum et l'anus. Le côlon produit les matières fécales qui sont expulsées par l'anus. Le foie est un important organe métabolique. Il a pour principale fonction de transformer les glucides, les lipides et l'albumine. La bile sécrétée dans les cellules hépatiques est acheminée via le canal biliaire jusqu'à la vésicule biliaire, où elle est stockée. C'est la bile qui permet la digestion et la transformation des graisses.

Le pancréas est responsable de la production du suc digestif (suc pancréatique) et d'hormones.

Organes urinaires

Les reins jouent un rôle important dans l'élimination des toxines. Ils mesurent 10 à 12 cm, sont de forme arquée et sont situés sous le foie (rein droit) et sous la rate (rein gauche), à peu près au niveau des lombes. À l'extrémité supérieure de chacun d'entre eux se trouve une glande surrénale qui fait partie du système hormonal. L'urine se formant dans le cortex rénal (couche externe) et les pyramides rénales (couches internes) s'accumule dans le bassinet et s'évacue via l'uretère et la vessie. L'écoulement de l'urine hors de la vessie est régulé par deux sphincters.

Système endocrinien

Les glandes endocrines, qui déversent leurs sécrétions (hormones) directement dans le sang, sont l'hypophyse, la thyroïde, la parathyroïde, le pancréas, les surrénales, les testicules, les ovaires ainsi que d'autres petites glandes secondaires. Le système endocrinien est réparti sur l'ensemble du corps. Les hormones qu'il produit sont des substances organiques qui commandent, aux côtés du système nerveux, le métabolisme, la croissance et la reproduction.

Système lymphatique

Les organes lymphoïdes comptent – en plus des ganglions lymphatiques – la rate, le thymus, les amygdales et le cæcum. La rate est un organe important pour les défenses immunitaires. Elle sert de réserve de sang, produit des lymphocytes et détruit les globules rouges abîmés. Le système lymphatique comprend des vaisseaux permettant le retour des liquides tissulaires excédentaires dans le sang. Ces vaisseaux débouchent de loin en loin sur des ganglions lymphatiques dans lesquels la lymphe est filtrée et débarrassée des agents pathogènes qu'elle peut contenir. Les organes lymphoïdes et les vaisseaux lymphatiques jouent un rôle primordial dans le système immunitaire, dont la fonction est de protéger l'organisme contre l'action des substances toxiques, des virus et des bactéries.

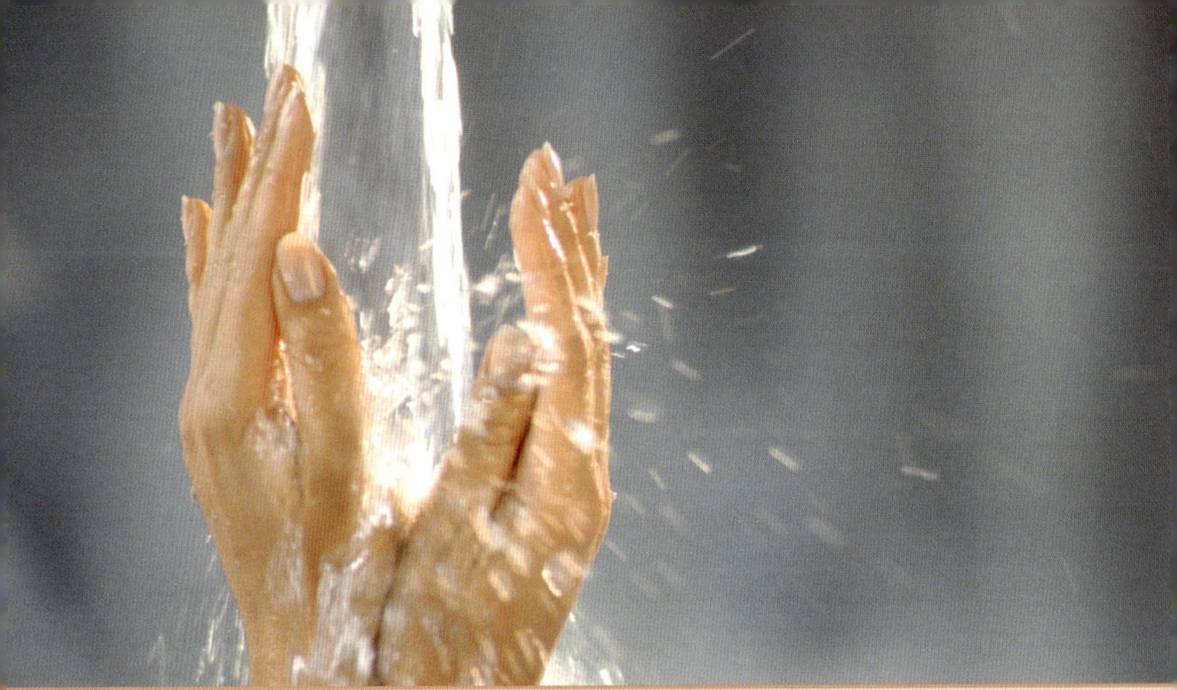

Avant de masser

Le massage des zones réflexes n'est pas à proprement parler un travail technique et n'a rien à voir avec les pressions mécaniques. Tout le secret de cette méthode douce et simple réside dans l'ouverture d'esprit, la relaxation et l'exploitation du potentiel existant. Elle permet de lever les blocages, de dissiper les tensions et de réactiver les énergies.

Énergie et échanges énergétiques

Avant de commencer à masser, pensez au principe suivant et répétez-vous-le mentalement : « Je ne cède rien de l'énergie dont j'ai besoin et je n'absorbe pas les énergies dont je n'ai pas besoin ».

Dans le cas du massage à deux, le donneur et le receveur sont portés l'un vers l'autre et communiquent entre eux par l'intermédiaire à la fois des mains et des pieds.

Pour commencer la séance, familiarisez-vous avec les mains et les pieds du receveur. Les mains tâtent, palpent, effleurent, pressent, pétrissent et mobilisent le pied. Tout cela se passe de façon très douce et dosée, le but étant dans un premier temps de décontracter et d'instaurer une relation de confiance. Il se produit entre masseur et massé un échange d'énergie. De fait, lorsque deux personnes entrent en contact physique les énergies circulent entre elles, qu'elles le veuillent ou non. Le donneur doit être attentif à la façon dont ces énergies circulent et à ne pas créer de blocage. Plus il montre de retenue dans ses gestes et s'efface devant le processus lui-même, plus les énergies du receveur peuvent se réaliser librement et de manière créative. Les transformations normalement ressenties sous l'action du massage ne sont pas seulement dues à l'énergie du donneur. Elles ne s'expliquent pas tant par le fait que celui-ci dépense tout ou partie de son énergie que par l'échange énergétique qui s'instaure entre le donneur et le receveur.

La force vitale du receveur

Le phénomène énergétique est comparable à l'action catalytique de certaines substances : le catalyseur rend possible une réaction déterminée sans être directement partie prenante dans le processus. De la même façon, le donneur permet au receveur de se libérer des blocages qui empêchent l'équilibre harmonieux de ses fonctions organiques globales. Pareille transformation est davantage la preuve de la force vitale du receveur que le résultat de l'habileté du donneur !

La nature des énergies

Il faut être conscient du fait qu'il n'y a pas de bonne ou de mauvaise énergie – la nature de l'énergie consistant uniquement à circuler librement – mais que certaines énergies sont en revanche bloquées ou déroutées. En cas de libération des énergies, il peut arriver qu'une partie de celles qui sont déroutées soit transmise au massé, ce qui se traduit par de légers maux de tête, une fatigue passagère ou des sensations inhabituelles dans les mains.

Ces irritations ponctuelles ne sont pas une raison pour interrompre le massage. Il suffit à chaque fois qu'elles se produisent de secouer énergiquement les mains en direction du sol et de se redire le principe directeur de l'échange énergétique (page 22) ou de respirer profondément pour se débarrasser de la fatigue et des maux de tête. Vous pouvez également boire un verre d'eau de temps en temps.

Imaginez les énergies en train de circuler. Imaginez que vous êtes un canal dans lequel coule de l'eau. Restez toujours ouvert et perméable.
Que vous pensiez ou non déceler des perturbations ou des blocages, il ne faut pas perdre de vue, lorsque vous pratiquez le massage à deux ou l'automassage, que c'est avant tout sur l'activation des énergies vitales et la stimulation des défenses naturelles de l'organisme qu'il faut travailler.

Le bien-être par le toucher

Lorsqu'on masse un tiers, il est important d'accepter cette personne sans conditions. On est là pour elle, on lui offre son temps et on lui manipule les pieds en se reposant complètement sur sa force vitale. Cette confiance se communiquera automatiquement au receveur.
Pour une manipulation efficace des zones réflexes, il suffit d'accepter le receveur tel qu'il est. Il ne faut pas avoir la prétention d'aider la personne ou de rétablir l'équilibre présumé rompu. Une concentration trop forte sur l'obtention d'un résultat peut donner à la séance quelque chose de contraint, ce qui risque plus de compromettre que de favoriser la réussite de l'entreprise. Le receveur percevant chaque effort physique ou mental fait par le donneur, le souci trop marqué de

INFO

Le massage des enfants

Les enfants éprouvent un plaisir particulier à masser, à être massés et à se masser euxmêmes. Ils apprennent ainsi de façon ludique combien il est bénéfique de s'occuper de ses pieds avec amour. Si l'élan naturel qui les pousse à jouer avec leurs pieds n'est pas réprimé par les parents, il est fort probable que les enfants deviendront à l'âge adulte des adeptes du massage des zones réflexes, pour leur plus grand bien.

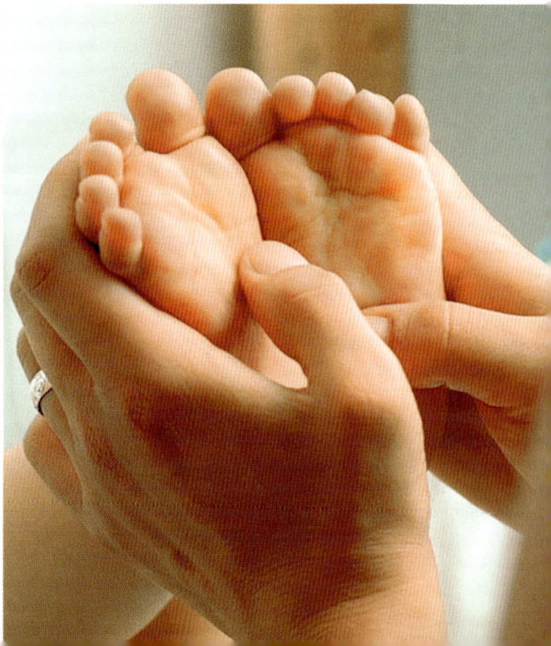

vouloir bien faire peut aggraver les blocages. En qualité de masseur, nous nous mettons tout simplement à la disposition du massé pour favoriser chez lui la circulation de l'énergie, rien de plus. Nous n'endossons en aucun cas la responsabilité de sa santé et nous ne lui imposons jamais rien, car agir ainsi serait la meilleure façon d'obtenir tout l'inverse de l'effet souhaité, à savoir la relaxation et l'ouverture favorisant la libre circulation de l'énergie.

Tout individu en bonne santé peut être massé

Le massage des zones réflexes convient à toute personne en bonne santé et qui souhaite le rester. En tant que méthode thérapeutique préventive reposant sur la relaxation et l'harmonisation des énergies vitales, il empêche les troubles d'apparaître. Aussi tout individu en bonne santé peut-il être massé avec profit, quel que soit son âge.

Massage à deux

Si vous avez la possibilité de pratiquer le massage des zones réflexes avec votre partenaire, un parent, un ami ou une connaissance, cela présente l'avantage de rendre la relaxation plus facile. Un échange d'énergie constant s'établit entre le donneur et le receveur, et vous pouvez vous laisser complètement aller au pur plaisir du contact physique.

Automassage

Les instructions de la partie pratique (à partir de la page 35) valent également pour l'automassage des mains et des pieds avec, bien entendu, de légères variantes dans ce dernier cas en ce qui concerne la position de la main qui masse et de celle qui soutient.

Si votre souplesse ne vous permet pas de pratiquer correctement l'automassage des pieds, il est préférable de vous en tenir au massage des mains. Essayez de trouver un équilibre entre engagement actif et relaxation, et n'oubliez pas de masser lentement. L'expérience a montré que les pouces se fatiguent plus vite lors de l'automassage que lors du massage à deux.

Il est recommandé de se faire masser si possible au moins une fois par mois par un tiers, car en vous massant continuellement vous-même, vous travaillez toujours en circuit fermé et vous ne pouvez pas évacuer les énergies déroutées. En revanche, par l'échange énergétique constant qu'il implique, le massage à deux permet l'autorégulation des flux énergétiques.

Marchez le plus souvent possible pieds nus sur des sols naturels ! Vous obtiendrez de cette façon une activation constante et bien dosée des zones réflexes de la plante des pieds et une meilleure irrigation de ces derniers.

Prenez votre temps !

Ne massez jamais lorsque vous êtes pressé par le temps ! Offrez votre temps au receveur ! C'est la meilleure façon de créer les conditions nécessaires à la relaxation, à l'harmonie et au bien-être. Dans le cas du massage des zones réflexes, il ne s'agit pas tant d'atteindre un but précis en un temps déterminé que de libérer et stimuler tout en douceur la circulation de l'énergie vitale du massé. Le massage ne peut agir que si le donneur et le receveur sont détendus. Toute tension chez le premier se communique automatiquement au second par l'intermédiaire des pieds. Si cela fait envie à l'un et à l'autre, rien n'empêche de mettre un peu de musique en fond sonore pour favoriser la relaxation.

Contact direct avec la peau

N'utilisez ni huile, ni crème, ni gel lubrifiant lorsque vous massez. Cela entraverait le contact direct entre les deux épidermes et provoquerait un dérapage permanent des pouces. Une fois le massage terminé, rien ne vous empêche en revanche d'appliquer une crème de soin ou un baume rafraîchissant si le receveur en exprime le désir.

Réactions possibles au massage

Le donneur comme le receveur doivent savoir qu'il y a différentes réactions possibles à une même manœuvre. Les premières réactions perceptibles chez le receveur signalent habituellement que certains processus ont été déclenchés suite à l'activation des forces corporelles sous l'effet du massage. Gardez toujours présent à l'esprit que le mouvement n'est pas un phénomène uniquement physique, mais qu'il peut aussi toucher le psychisme.

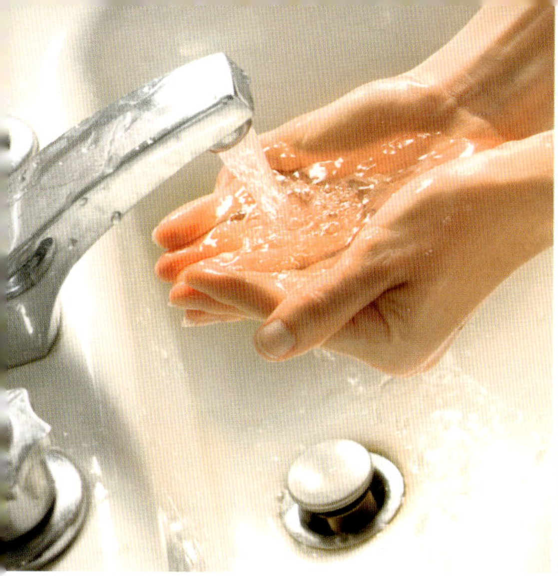

Dérivation de l'énergie

IMPORTANT !

Après la séance, passez-vous les mains sous l'eau froide. Il est important, une fois l'échange énergétique terminé, de vous débarrasser des énergies déroutées. Ce faisant, récitez-vous mentalement la phrase suivante : « les énergies déroutées s'évacuent ». Ce n'est qu'ensuite que vous pourrez procéder au nettoyage hygiénique en vous lavant les mains à l'eau tiède et au savon.

Douleur

Bien qu'il n'existe pas de schéma uniforme des réactions possibles, tous les êtres humains ont cela en commun que leur seuil de douleur est plus vite atteint dans les zones perturbées que dans les tissus environnants. Lorsqu'on appuie sur ces zones, le receveur éprouve généralement une douleur perçante, comme si l'ongle s'enfonçait dans les chairs. C'est là le signal pour le donneur qu'il faut basculer sur la manœuvre sédative (page 43).

Une sensibilité marquée à certains endroits peut être le signe d'une anomalie, qu'il est toutefois impossible de diagnostiquer par le biais des zones réflexes des pieds ou des mains. Si vous soupçonnez un phénomène pathologique ou une lésion grave de l'organe correspondant à la zone traitée, mieux vaut arrêter toute manipulation tant que le problème n'a pas été éclairci par un médecin.

Pieds moites

Si vous remarquez durant le massage que le receveur commence à transpirer des pieds ou des mains, vous pouvez en déduire que les stimuli sont trop fortement dosés. Il vous faut alors poursuivre en diminuant l'intensité d'un cran.

Si la peau ne sèche pas spontanément en l'espace de quelques minutes, c'est que la transpiration est peut-être due à une tension nerveuse anormale. Vous aurez alors intérêt à effectuer la manœuvre de relaxation portant sur la zone du plexus solaire (pages 62-63). Ce faisant, pensez à respirer calmement. Cela aidera le receveur à se détendre. Lorsque sa peau vous paraîtra sèche, vous pourrez repasser à la manœuvre activante.

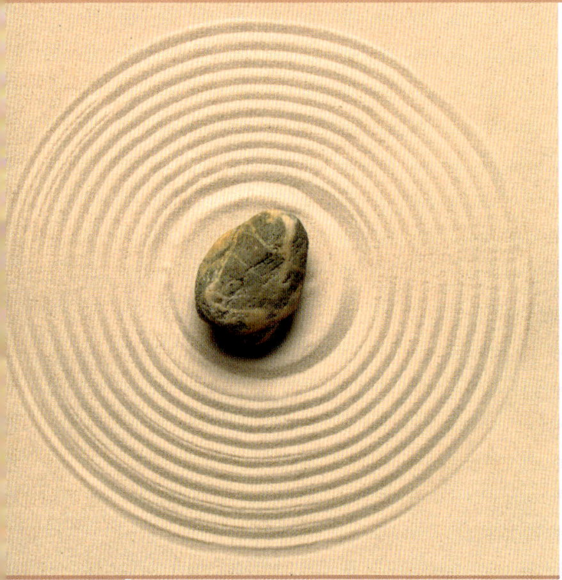

Le calme et la relaxation favorisent la circulation de l'énergie.

Sensation de froid

Il peut arriver que, durant la séance, le receveur éprouve une légère sensation de froid. Il est donc bon d'avoir une petite couverture à portée de main pour lui permettre de se couvrir si nécessaire.

Réactions psychiques

Si, pendant que vous massez, il vous semble percevoir chez le receveur une certaine agitation, il suffit souvent d'interrompre brièvement le massage (environ une minute – au juger). Pendant ce temps, conservez le pied entre vos mains afin de donner au receveur un sentiment de sécurité et de protection.

Il arrive souvent que le receveur se mette tout d'un coup à rire ou à pleurer, généralement sans raison apparente. Que cela ne vous effraie pas ; c'est là le signe que, sous l'effet du relâchement corporel, certains blocages psychiques sont en train de se dissiper. Il arrive même qu'il s'endorme. Que cela ne vous empêche pas de poursuivre. Une fois la séance terminée, laissez si possible le receveur dormir un peu, en pensant à le couvrir et à observer de tant en temps son comportement.

Entre les séances

Le corps peut réagir aux stimuli du massage dans l'intervalle entre deux séances. Le plus souvent, ces réactions ne se produisent pas directement après le massage, mais plusieurs heures, voire plusieurs jours après.

Réactions

Les réactions suivantes ne doivent pas vous inquiéter :

- Stimulation générale de la peau (meilleure irrigation ; réchauffement des pieds ; augmentation de la sudation et donc élimination des toxines ; petites éruptions cutanées non spécifiques, mais disparaissant d'elles-mêmes au bout de deux ou trois jours).

- Sommeil plus profond et moins agité (mais il peut aussi arriver que le massé dorme un peu moins bien que d'habitude pendant une ou deux nuits).
- Miction plus abondante que d'habitude et passage plus régulier à la selle (souvent associé à une légère intensification de la couleur et de l'odeur en raison de l'élimination accrue des toxines).
- Augmentation des sécrétions de certaines muqueuses, légers reniflements ou glaires bronchiques. Ce sont là des signes d'assainissement et il ne faut donc pas essayer d'y remédier.

Fréquence des séances

Si vous voulez œuvrer activement à votre bien-être, faites-vous masser les pieds ou les mains une fois par semaine à titre préventif. De façon générale, le massage des zones réflexes est recommandé à raison de deux séries d'environ dix séances par an. Une séance complète de massage des zones réflexes dure en moyenne une heure. En massant plus longtemps, le risque est de provoquer une stimulation excessive des zones, tandis qu'en massant moins longtemps il y a des chances que la stimulation soit insuffisante pour permettre aux forces régulatrices d'agir.

Au début, vos pouces n'étant pas encore accoutumés aux mouvements qu'ils ont à effectuer, vous mettrez un peu plus de temps pour obtenir un résultat. Cela est normal et ne doit pas vous inquiéter. C'est en forgeant qu'on devient forgeron. Avec le temps, vous prendrez le pli.

Le massage pouvant avoir lieu le matin, pour stimuler, ou le soir, pour calmer, ce sera à vous et au receveur de décider de l'heure de la séance en fonction de vos emplois du temps respectifs et des réactions constatées.

En complément du massage, vous pouvez faire le programme de relaxation en 15 minutes (page 74) aussi souvent que vous en éprouvez le besoin. Cette série de manœuvres vous permettra de vous détendre en un minimum de temps.

INFO

Signes d'anomalie

Les altérations cutanées, telles que verrues plantaires ou cals, peuvent être le signe d'une anomalie au niveau de la région correspondant à la zone réflexe où elles sont constatées. Les champignons, par exemple, se logent souvent sur les zones correspondant au siège d'une affection aiguë ou chronique.

Limites de la méthode

Avoir un comportement responsable vis-à-vis de sa santé et de celle d'autrui, c'est aussi savoir accepter et respecter les limites des différents traitements qui s'offrent à soi. Si vous souhaitez recourir au massage des zones réflexes en complément d'un plan de traitement établi par votre médecin, cela ne peut se faire que sous la supervision d'un thérapeute expérimenté. N'essayez jamais de remédier par vos propres moyens à des troubles ou maladies avérés.

Si la personne que vous massez vous demande ce que veulent dire les douleurs qu'elle ressent lorsque vous appuyez sur telle ou telle zone, vous pouvez répondre, sans vous tromper, que cela est signe d'une perturbation. Il est en revanche impossible de se prononcer sur la nature et l'ampleur de cette perturbation au seul vu du pied ou de la main. Soyez bien conscient du champ d'application du massage des zones réflexes au quotidien et ne perdez jamais de vue que le traitement des maladies est du ressort de la médecine. Abstenez-vous de tout diagnostic ! Si, en massant, vous décelez une zone douloureuse, cela ne veut pas forcément dire que l'organe correspondant est « malade ». Il peut tout simplement s'agir d'un signe de fatigue lié au surmenage ou au stress ou même de séquelles d'une blessure ancienne à cet endroit du pied ou de la main. Si ces causes probables sont exclues et que vous constatez à chaque séance la même réaction douloureuse, il est indispensable que le receveur consulte un médecin pour clarifier la situation !

En qualité de donneur, ne vous fixez jamais pour objectif de guérir quiconque de quoi que ce soit.

Quand le massage est-il prohibé ?

IMPORTANT !

Le massage des zones réflexes ne doit jamais être pratiqué par les profanes dans les cas suivants :

- Infections graves et maladies s'accompagnant d'une forte fièvre
- Processus inflammatoires touchant le système sanguin et lymphatique
- Affections nécessitant une intervention chirurgicale
- Grossesses à risque (avec l'accord du médecin, si la grossesse semble se dérouler normalement, un massage très doux et bien dosé peut toutefois s'avérer profitable à la mère et à l'enfant, mais il ne faut en aucun cas masser les zones correspondant aux organes pelviens)
- Dépressions graves
- Affections et séquelles de blessures rendant les manœuvres impraticables (grosses varices, pied d'athlète, etc.)
- Sur les porteurs de stimulateur cardiaque. Dans ce cas, la manipulation des zones réflexes est réservée aux experts, mais rien ne vous empêche de recourir à chaque fois que vous le souhaitez à la man ? uvre relaxante sur le plexus solaire (pages 62-63).
- En cas de cancer, il convient de laisser tranquilles les pieds du malade. Il arrive que le massage doux de certaines zones pratiqué à titre complémentaire soit bénéfique, mais c'est à l'équipe soignante d'en prendre la décision. La médecine douce touche ici à ces limites !

Le massage des zones réflexes vous permet de stimuler facilement les forces d'autoguérison de votre organisme et d'éviter ainsi nombre de troubles : la perception et la compréhension que vous avez de votre corps s'améliorent progressivement.

En quoi le massage des zones réflexes se distingue-t-il d'un simple massage des pieds ?

Le massage des zones réflexes est une méthode naturelle et holistique (globale) qui s'appuie sur plusieurs millénaires d'expérience. La stimulation ou la sédation de certaines zones des pieds ou des mains par des manœuvres spécifiques permet d'activer les mécanismes d'autorégulation de l'organisme. C'est en cela que le massage des zones réflexes se distingue d'un simple massage des pieds, aussi agréable soit-il.

Comment le massage des zones réflexes agit-il ?

D'un point de vue énergétique, les pieds et les mains sont à l'image du corps. Cette correspondance, sur laquelle repose le concept de zones, nous permet d'agir sur le flux énergétique par l'activation ciblée des mécanismes d'autorégulation et des forces d'autoguérison de l'organisme. Du fait de l'unité entre corps, psychisme et esprit, les manœuvres agissent à tous les niveaux. D'une manière générale, le massage des zones réflexes accroît le bien-être, favorise la relaxation et augmente la joie de vivre.

À quoi faut-il être attentif quand on effectue un massage ?

Il est très important que vous ayez conscience de l'état d'esprit dans lequel vous vous trouvez. Il faut que vous soyez au clair sur vos propres motivations, car la manipulation des zones réflexes met le donneur en contact avec les forces vitales du receveur. Pour une utilisation responsable et pour éviter de faire mal inutilement, il est important de procéder dans les règles. En vous enquérant régulièrement des réactions du receveur, vous pourrez adapter au mieux l'intensité des manœuvres.

Sur qui le massage des zones réflexes peut-il être pratiqué ?

S'il est effectué dans les règles et en connaissance de cause, le massage des zones réflexes peut être pratiqué sans problème sur n'importe quelle personne en bonne santé, quel que soit son âge. Il est toutefois très important de respecter les consignes à la lettre. Comme toute méthode, le massage des zones réflexes a ses limites et il y a des circonstances dans lesquelles il ne doit pas être pratiqué (page 31).

Comment et avec quoi le massage des zones réflexes doit-il être effectué ?

Les influx destinés à stimuler ou à réguler doivent uniquement provenir de la main ou du pouce. La main, lorsqu'elle sait doser d'instinct, est un outil irremplaçable pour le massage. On renoncera donc à tout auxiliaire mécanique. Le massage des zones réflexes consiste à manipuler des zones plus ou moins étendues et non pas des points. Ces zones peuvent différer légèrement d'un individu à l'autre et se chevaucher en partie. N'essayez jamais d'obtenir un résultat à tout prix. Massez toujours doucement et dosez attentivement vos gestes.

Que signifient les douleurs ressenties dans les zones traitées ?

Si le receveur ressent des douleurs dans une zone, on peut normalement en conclure qu'il y a une perturbation énergétique ou autre problème dans la région correspondante. Toutefois, le massage des zones réflexes ne permet pas de connaître le degré de gravité ni les causes des troubles. Il ne serait pas sérieux de prétendre poser un diagnostic en se fondant uniquement sur les zones réflexes. Les zones perturbées appellent en général le recours à la manœuvre sédative.

Combien de temps la séance doit-elle durer en moyenne ?

Pour un adulte, la séance doit normalement durer environ une heure. Comme dit l'adage, « Paris ne s'est pas fait en un jour ». Cela n'a aucun sens de masser les zones réflexes pendant seulement 20 minutes, car ce n'est qu'au bout d'un certain temps que les influx commencent à produire leur effet régulateur. Pour les enfants, qui sont plus réceptifs d'un point de vue énergétique et qui réagissent plus spontanément que les adultes, des séances de 20 à 30 minutes suffisent.

Quelle doit être la fréquence des séances ?

Il n'y a aucun inconvénient à ce que vous vous fassiez masser les pieds une fois par semaine. L'expérience a montré que cela suffit pour un adulte. On recommande généralement deux séries de dix séances par an, si possible une au printemps et une en automne. Entre les deux, rien ne vous empêche de recourir ponctuellement au massage des zones réflexes si vous en éprouvez le besoin.

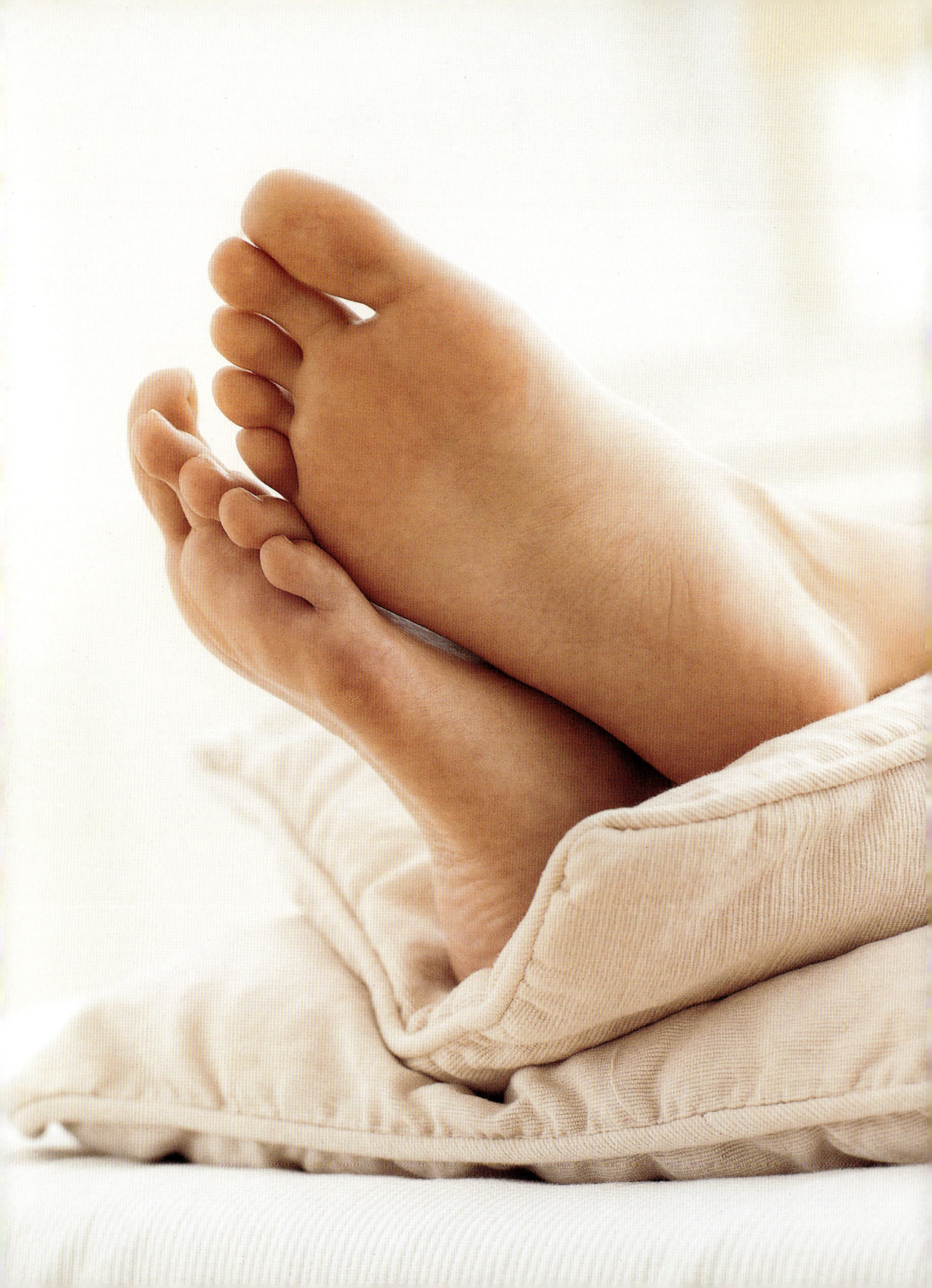

Massage des pieds

Beaucoup d'expressions du langage courant indiquent la relation que nous entretenons avec nous-mêmes ou avec le monde par l'intermédiaire de nos pieds : « avoir les pieds sur terre », « se lever du pied gauche » ou « mettre les pieds dans le plat ». Pratiqué dans les règles, le massage des zones réflexes des pieds est un très bon moyen pour remédier aux tensions dans les épaules ou la nuque, pour lutter contre les maux de tête et pour renforcer les défenses naturelles de l'organisme.

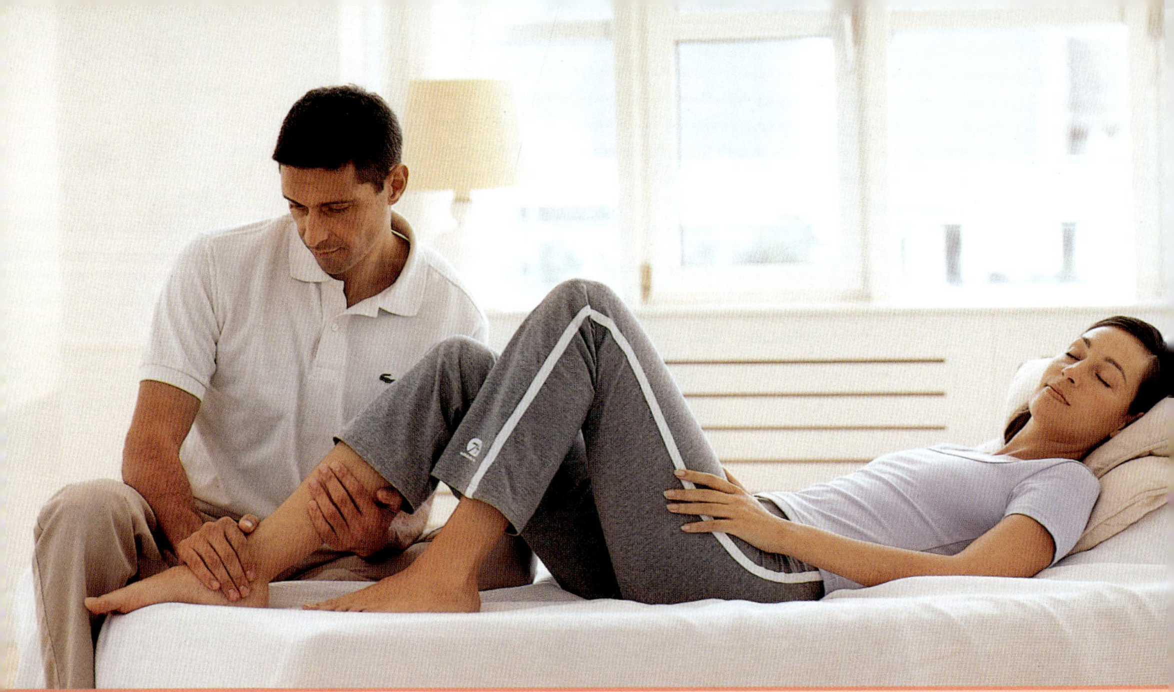

Préparation à la pratique

Le secret d'un massage des zones réflexes réussi est la relaxation. Aussi, le principal mot d'ordre sera de manipuler les pieds avec délicatesse et en suivant son intuition. Le receveur doit pouvoir se laisser aller en toute confiance et avoir le sentiment d'être entre de bonnes mains. L'intuition et la sensibilité sont bien sûr indispensables, mais il faut aussi que le donneur sache localiser les zones réflexes et connaisse les principales manœuvres.

Emplacement des zones réflexes sur les pieds

Les schémas de la double page ci-après montrent toutes les zones réflexes dont il est question dans le présent ouvrage. Ils vous permettent de savoir à quel organe ou région du corps chacune d'entre elles correspond. Pour faciliter la localisation, chaque manœuvre décrite dans la partie pratique (à partir de la page 50) sera accompagnée d'une photo détaillée.

Plante des pieds

Vue du dessous, la pulpe du gros orteil constitue le point culminant du pied. Aussi est-ce là que se trouve la zone réflexe de la voûte crânienne. La zone réflexe de la région de la nuque, autour des articulations cervicales, se situe quant à elle, au niveau de l'articulation basale du gros orteil. Juste en dessous de la région de la nuque se trouvent les voies lymphatiques supérieures. Leurs zones réflexes occupent par conséquent les espaces interdigitaux. L'appareil digestif, comprenant l'œsophage, l'estomac, le foie, la vésicule biliaire et l'intestin, du duodénum jusqu'au rectum, se projette sur la plante des pieds de haut en bas dans le même ordre que dans le corps. Par exemple, la zone réflexe de l'œsophage longe le premier espace intermétatarsien. Celle de l'estomac est directement située sous l'éminence de l'articulation basale du gros orteil. Elle est large d'environ 2,5 cm et ne va pas tout à fait jusqu'au milieu du pied. Les zones du cœur, de la rate et du pancréas sont, elles aussi, placées dans le même ordre que dans le corps. La zone réflexe du plexus solaire se trouve sur le bord inférieur du tiers médian des zones transversales. Cela correspond exactement au centre de notre corps. La zone du diaphragme forme un arc qui traverse tout le milieu du pied. La zone des reins occupe à peu près le centre de la voûte plantaire. Elle est reliée à la zone de l'uretère, qui va jusqu'au bord interne du pied.

Face interne et externe des pieds

La face interne du pied, toute en bosses et en creux correspondant aux courbures du dos, est parcourue dans toute sa longueur par les zones réflexes de la colonne vertébrale. Elle est entourée des zones correspondant aux organes voisins de la colonne, placées exactement dans le même ordre que dans le corps. La zone de la vessie se trouve un peu en avant du talon. On la reconnaît souvent facilement à son aspect légèrement matelassé. Les zones lymphatiques de la cavité pelvienne commencent au-dessus du talon et se prolongent sur une vaste région en direction de la cuisse. La zone réflexe de l'utérus et de la prostate se trouve juste en dessous de la malléole interne. La face externe du pied comprend les zones réflexes des articulations de l'épaule, du coude et du genou ainsi que celles des muscles de l'abdomen et du thorax. Juste en dessous de la malléole externe se trouve la zone des ovaires et des testicules. Les zones réflexes des muscles de la face interne de la cuisse commencent au-dessus de la malléole interne et ceux de la face externe de la cuisse au-dessus de la malléole externe.

PIED DROIT **PIED GAUCHE**

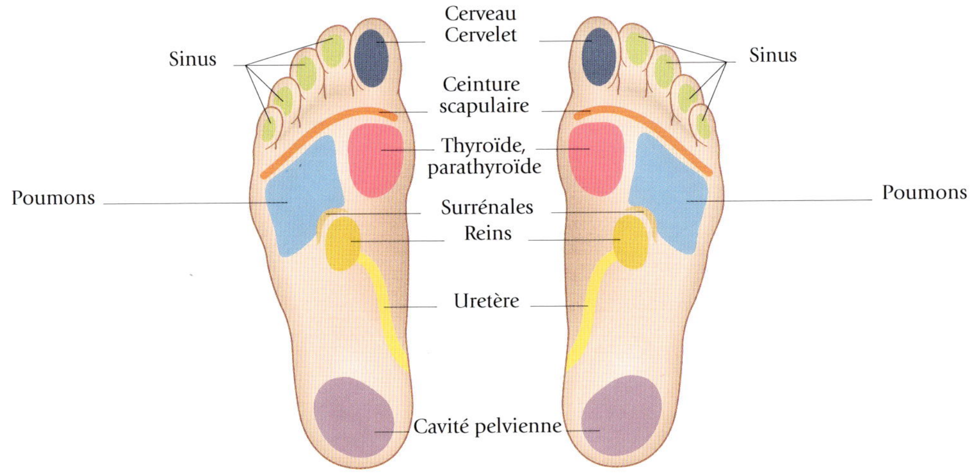

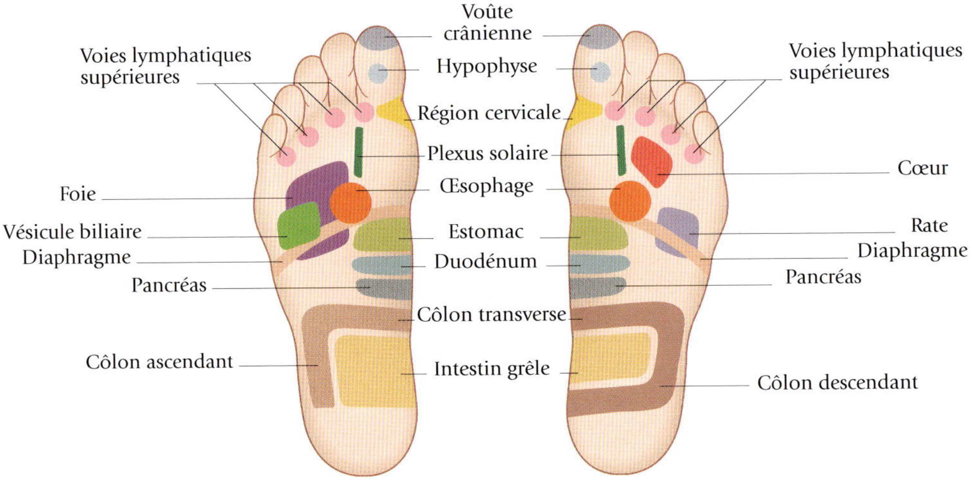

> Les zones réflexes situées sur la plante des pieds se chevauchent beaucoup. Pour plus de clarté, elles sont représentées ici sur deux schémas qui, dans la réalité, se superposent.

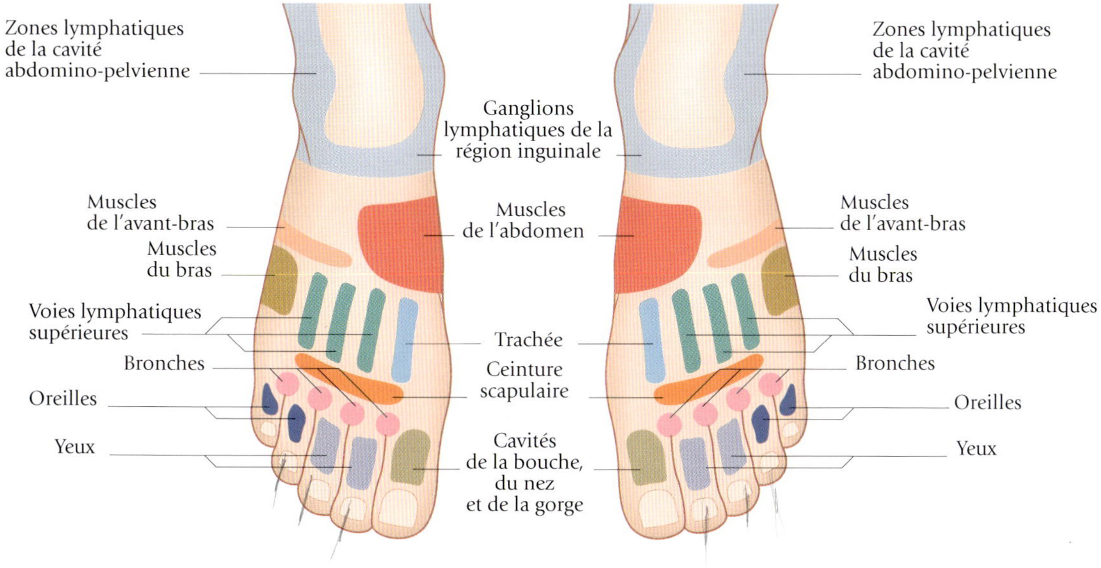

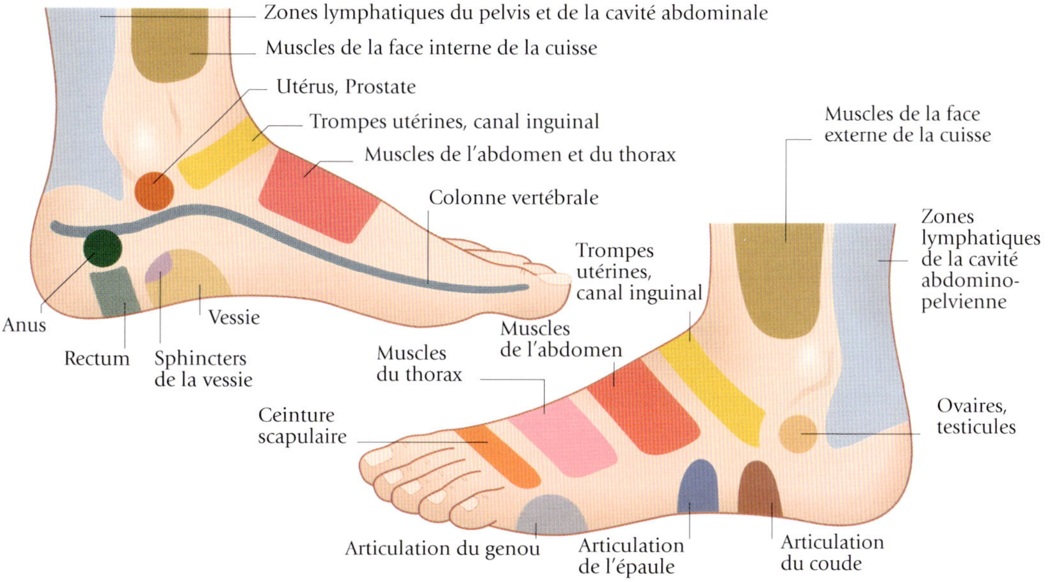

Les zones lymphatiques de la face interne et de la face externe du pied telles qu'elles sont ici représentées correspondent au pied gauche. Elles se présentent de la même façon sur le pied droit.

Dos des pieds

Les zones réflexes des bronches sont situées dans les trois espaces compris entre le deuxième et le cinquième métatarsien, tandis que dans l'espace compris entre le premier et le deuxième métatarsien se trouve la zone de la trachée. Les zones des bronches sont les mêmes que celles de la circulation sanguine.

Sur le dessus des orteils se trouvent, en allant de l'intérieur vers l'extérieur, la zone réflexe de la cavité buccale, des fosses nasales et du pharynx (gros orteil), la zone des yeux (deuxième et troisième orteils) et celle des oreilles (quatrième et cinquième orteils). La zone réflexe de la ceinture scapulaire longe les articulations basales, tandis que celle du bras se trouve sur le côté externe du cinquième métatarsien et s'étend jusqu'à l'os cuboïde, dépression osseuse facilement repérable sur la face externe du pied.

Les zones réflexes des voies lymphatiques supérieures sont situées entre les orteils. Elles se confondent avec les plis cutanés interdigitaux et peuvent donc être massées aussi bien par le dessus que par le dessous. Les zones du système lymphatique de la région pelvienne forment une ligne reliant la malléole interne à la malléole externe et remontent par-derrière en direction de la cuisse sur environ 20 cm.

CONSEIL

Auxiliaires mécaniques

Certains auxiliaires mécaniques tels que tapis, rouleaux de massage, balles ou semelles spéciales sont souvent recommandés par les médecins et les kinésithérapeutes. Il faut toutefois éviter tout ce dont la force n'est pas dosable et qui peut à la longue irriter le pied. Si vous possédez un appareil à rouleaux, ne vous en servez pas plus de cinq minutes deux fois par jour. On ne le répétera jamais assez : rien ne peut remplacer en terme de qualité un massage manuel. Si vous tenez absolument à utiliser un auxiliaire mécanique, la meilleure solution est de remplir de gravier lisse une caissette en bois d'environ 40 cm x 40 cm et de fouler ce gravier une fois par jour (de préférence le matin au réveil) pendant cinq à sept minutes. Cela massera vos zones réflexes et vous vous sentirez requinqué.

Les mains comme seul outil

Le terme de « massage » vient d'un mot arabe qui signifie tout simplement toucher. Toucher quelqu'un a toujours voulu dire le sentir, le consoler, soulager ses douleurs et le guérir de ses maux. Le massage des zones réflexes est une mani-pula-tion au sens propre du terme. Les mains sont ici symbole de sollicitude : le donneur perçoit quantité de choses concernant le receveur par l'intermédiaire des pieds de celui-ci.

Le massage des zones réflexes nous met en contact non seulement avec un corps, mais aussi, de manière plus générale, avec des forces vitales et un système de commande énergétique. L'art du toucher nous aide à dissiper les blocages et à rétablir une circulation fluide de l'énergie. Pour cela, le seul outil qui vaille est la main.

Comment bien masser ?

Les manœuvres de massage ne sont pas une démonstration de force. Elles doivent simplement permettre de reproduire l'alternance naturelle entre tension et relâchement, animation et calme, activité et passivité. Jamais aucune des deux mains ne doit rester inoccupée. L'une soutient pendant que l'autre travaille. Les mouvements de la main qui masse sont dynamiques et fluides. Ils partent de la paume. La main qui soutient fait en sorte que le pied traité reste souple au niveau de ses articulations et aille à la rencontre des mouvements de la main qui masse.

Mouvements fluides

Le pouce et la main qui masse se meuvent vers l'avant de façon quasiment automatique. Durant ce mouvement fluide, le contact entre la main et le pied ne doit jamais être interrompu. Le rythme régulieret dynamique du mouvement permet l'harmonisation énergétique. À force de pratiquer, vous trouverez automatiquement le bon rythme dans l'alternance entre phase active et phase passive (page 42) et adapterez intuitivement l'intensité des pressions à la sensibilité du receveur. L'expérience aidant, vous trouverez rapidement le bon rythme de travail et le juste dosage des gestes. Au début, soyez patient et indulgent avec vous-même. Laissez le temps à votre pouce de s'habituer au mouvement spécifique qu'il doit effectuer. Pour pratiquer le massage des zones réflexes, il est, bien entendu, indispensable d'avoir l'ongle des pouces coupé très court afin de ne pas faire mal ni blesser. Essayez de vous exercer dès le départ avec les deux pouces, car la main droite et la main gauche interviennent alternativement et de façon rapprochée dans le massage des zones réflexes.

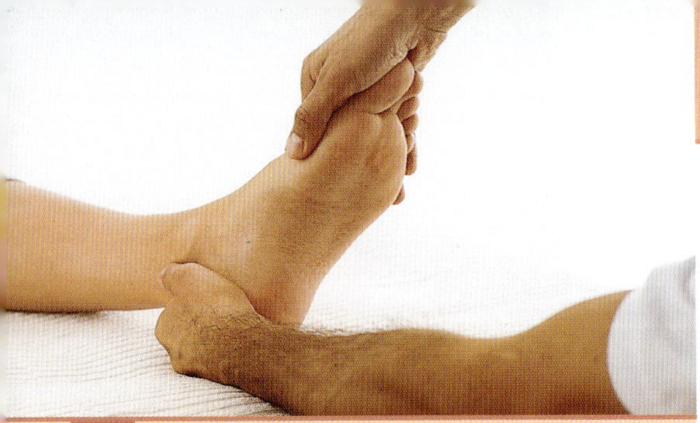

1

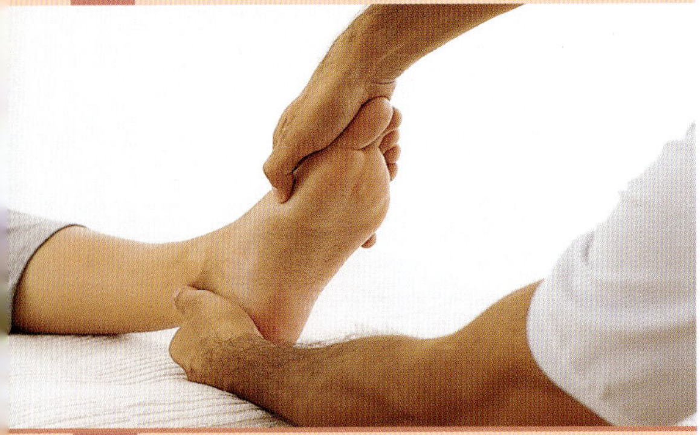

2

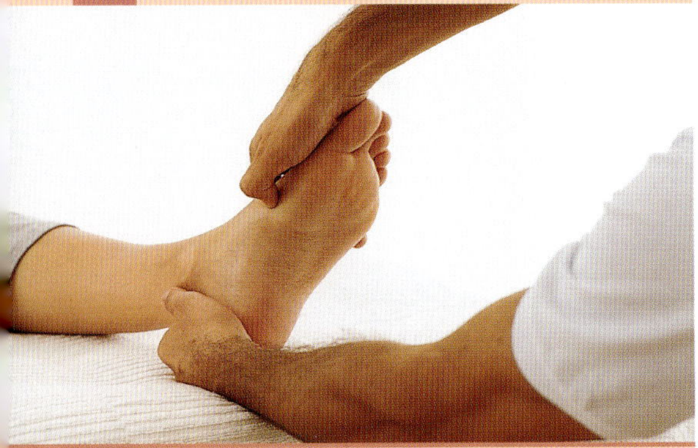

3

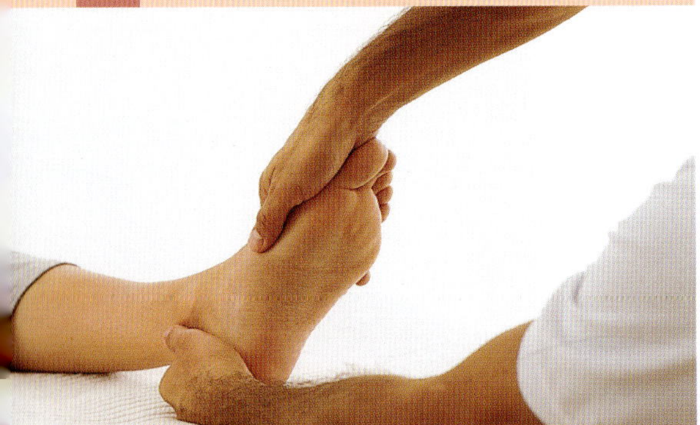

4

Phase active et phase passive

Le pouce occupe une place particulièrement importante dans le massage des zones réflexes : sa pulpe constitue le principal point de contact entre la main du masseur et le pied du massé. C'est par-là que les influx sont produits sur les différentes zones réflexes des pieds. Les mouvements rythmiques du pouce et ceux du pied forment une unité harmonieuse. Aussi le pied ne doit-il en aucun cas être raide ou immobilisé artificiellement. Les mouvements du pouce rappellent ceux d'une chenille qui avance en rampant. Dans sa progression, la pulpe palpe à chaque fois délicatement la chair puis recule un tout petit peu. Le pouce reste mobile et ses articulations ne se fléchissent jamais totalement. Le mouvement du massage comprend une phase active et une phase passive :

- Phase active : la pulpe du pouce exerce tout d'abord une très légère pression sur le pied, puis la pression s'intensifie un peu. Le pouce est fléchi 1 + 2.
- Phase passive : avant de se mettre à angle droit, le pouce retourne à sa position de départ par relâchement de la tension sans se tendre tout à fait ; en même temps, la main qui masse avance un tout petit peu. 3 + 4.

Les manœuvres

Outre la manœuvre activante, qui est la plus fréquemment utilisée, il existe aussi une manœuvre sédative, surtout employée en cas de douleurs dans certaines zones, et des manœuvres dites spéciales, comme la pince pouce/index (page 57), servant à stimuler les voies lymphatiques supérieures et réguler la tension artérielle, ou la pince pouce/doigts (page 60), utilisée en cas d'asthme. Les manœuvres spéciales seront décrites plus en détail au cas par cas. Notons aussi la manœuvre relaxante effectuée sur la zone du plexus solaire (page 63) ainsi que l'effleurage final (page 47), destiné à détendre complètement.

Manœuvre activante ou stimulante

En temps normal, lorsque le receveur ne présente pas de réactions particulières, le donneur procède, comme décrit au chapitre Comment bien masser (page 41), à un massage activant, destiné à stimuler et à fortifier. Les influx produits par la main du donneur harmonisent l'énergie qui circule dans les zones réflexes des pieds ou des mains ainsi que dans les régions du corps correspondantes. Cela a pour effet de stimuler les forces d'autoguérison de l'organisme.

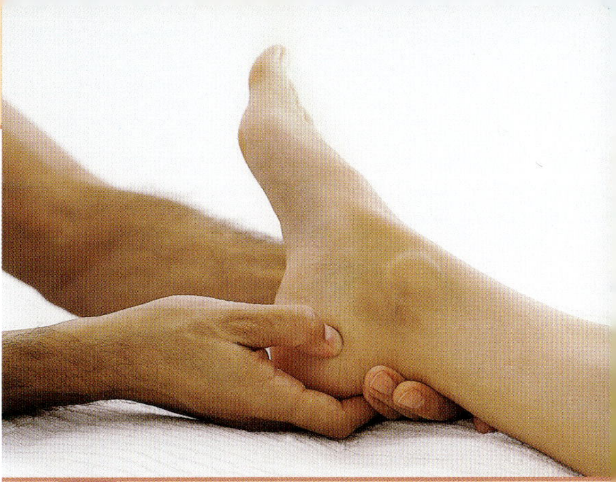

1

Manœuvre sédative ou calmante

Il peut arriver – mais cela est rare – que lors du massage vous détectiez des zones douloureuses. Il faut alors recourir au massage sédatif. La manœuvre consiste à garder la pulpe du pouce sur le point sensible en exerçant une pression soutenue jusqu'à ce que la douleur ait complètement disparu. Le receveur ne doit alors plus ressentir que la pression du pouce. 1

Cette manœuvre est surtout utilisée dans le traitement des maux courants, tels que le mal de dos ou les tensions dans les épaules et la nuque.

En ce qui concerne les zones plus étendues, comme celle correspondant aux organes pelviens, le massage sédatif ne se déroule pas tout à fait de la même façon. Appuyez un peu plus fort sur toute la zone, mais en ne gardant cette fois le pouce que sept à dix secondes immobile, après quoi vous l'avancerez un tout petit peu et appuierez à nouveau sept à dix secondes en exerçant une pression d'égale intensité, et ainsi de suite. La pression ne doit pas aller jusqu'à provoquer le retrait involontaire de son pied par le receveur. Malgré la douleur, celui-ci doit encore pouvoir rester immobile et détendu. Efforcez-vous dès le départ de masser avec douceur et sollicitude ! Il peut arriver, dans de rares cas, que la douleur revienne par vagues sous l'effet de la manœuvre sédative. Il faut alors interrompre la sédation et retourner momentanément à la manœuvre activante. Massez ainsi la zone concernée quatre ou cinq fois et réessayez la manœuvre sédative. La douleur doit normalement s'estomper progressivement jusqu'à disparition complète.

Pour l'automassage, installez-vous le plus confortablement possible et placez le pied sur le genou.

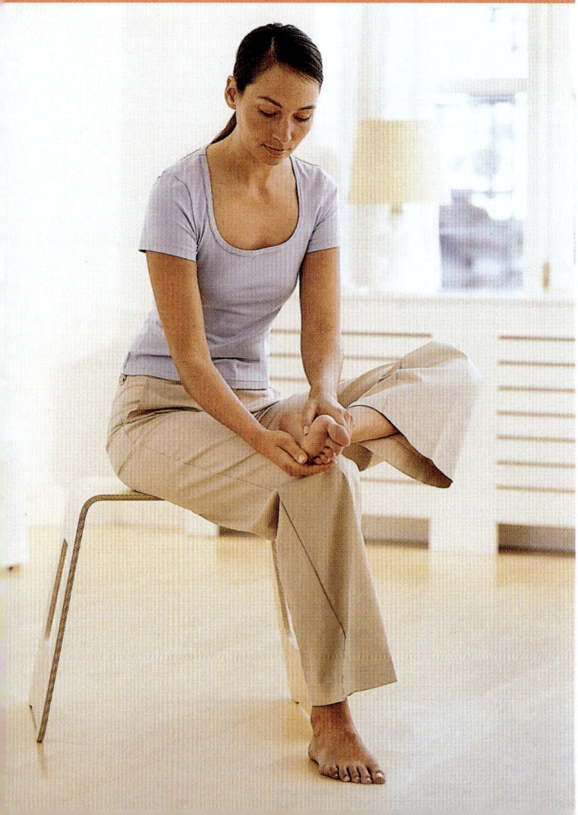

Déroulement de la séance

Avant de vous lancer, lisez attentivement ces quelques pages consacrées au déroulement de la séance geste par geste. Vous aurez ainsi une vue d'ensemble. Si vous effectuez un massage complet, les manœuvres doivent toutes être exécutées dans l'ordre indiqué. Veillez à ce que la pièce soit suffisamment chauffée et aérée. Évitez les vêtements trop serrés. Pour l'automassage des zones réflexes des pieds, il vous faudra ouvrir complètement la hanche afin de ne pas créer de tension musculaire, car cela pourrait gêner le travail et engendrer des blocages. Il est recommandé d'adopter la position présentée sur la photo ci-contre. En cas de massage à deux, le receveur s'allonge sur une table de massage ou se cale confortablement dans un fauteuil inclinable. Il faut qu'il se sente parfaitement à son aise. L'arrière de ses genoux doit être soutenu (voir photo ci-dessus). Placez au besoin un boudin ou une serviette enroulée sous ses genoux. De son côté, le donneur doit être bien assis et conserver une posture décontractée, mais pas relâchée. Le mieux est d'utiliser un tabouret à hauteur réglable.

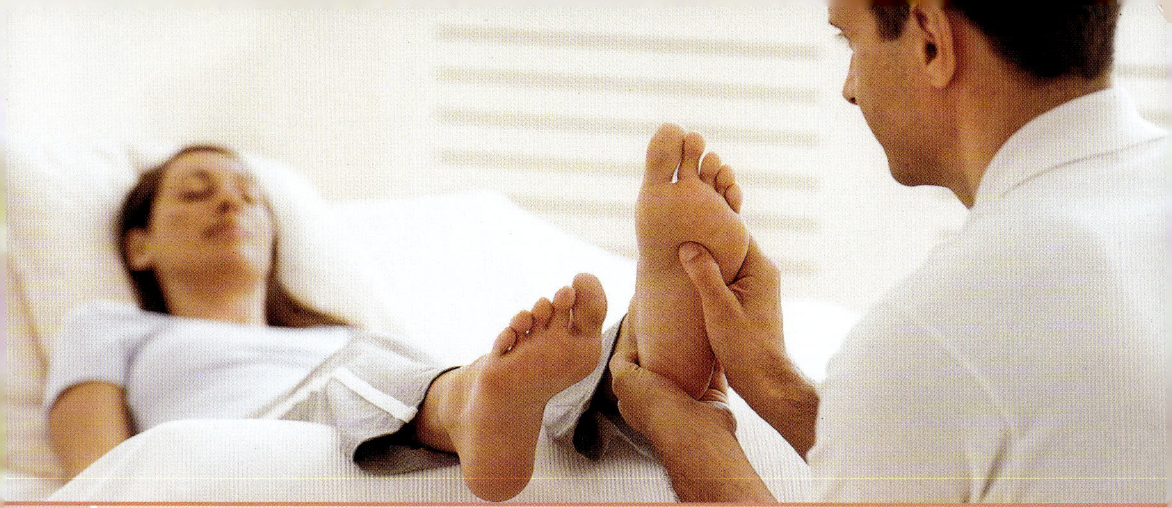

Dans le massage à deux, le receveur doit être allongé dans une position confortable. Le donneur doit pouvoir atteindre ses pieds sans effort.

Le contact entre donneur et receveur

Tout au long du massage, donneur et receveur restent en contact visuel. Cela permet notamment au donneur de réagir à la moindre mimique du receveur pouvant indiquer une douleur. En début de séance, beaucoup de gens tiennent à s'informer sur ce qui les attend et ont besoin d'être rassurés pour pouvoir profiter pleinement du massage. Il est, bien entendu, indispensable de répondre à cette attente. Le receveur pourra s'exprimer à tout moment et le donneur se fera un devoir de répondre à ses questions afin d'entretenir la relation de confiance indispensable à la réussite du traitement.

Masser délicatement avec les deux mains

Ayez toujours présent à l'esprit que, même si votre travail porte avant tout sur la sphère physique, le fait de manipuler les zones réflexes vous met en contact avec les énergies vitales et donc avec le sujet dans sa totalité ! Rappelez-vous régulièrement durant la séance les règles de base concernant l'énergie et les échanges énergétiques (pages 22-23) !

Procédez toujours avec douceur et précaution. On entend parfois dire que pour qu'un massage soit efficace il faut que cela fasse mal. C'est un point de vue totalement erroné ! N'utilisez jamais non plus les nœuds des doigts ! En travaillant constamment à la limite de la douleur, vous ne ferez que provoquer des tensions supplémentaires chez le receveur. Tout l'art d'un massage réussi réside dans la relaxation.

Même si, au début, vous avez un peu de mal à effectuer les mouvements, essayez d'utiliser dès le départ les deux pouces en alternance. Les manœuvres vous paraîtront bientôt complètement naturelles. L'alternance rythmique des deux pouces permet

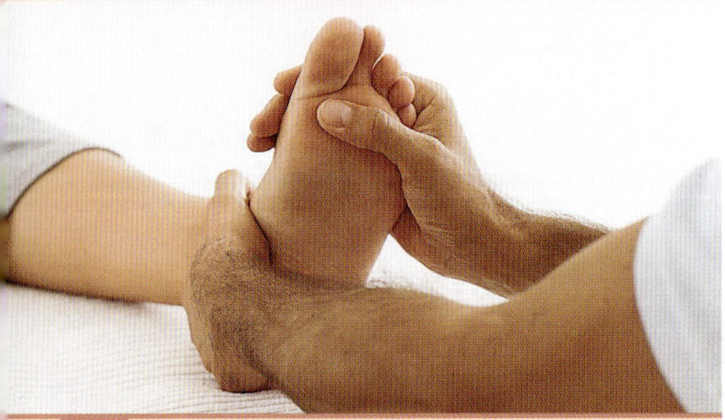

1

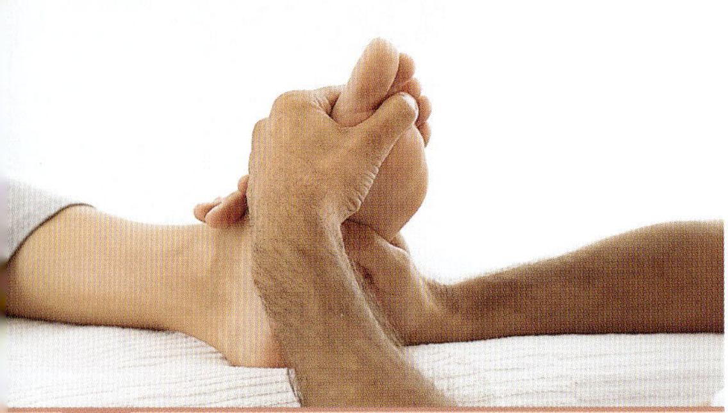

2

notamment d'éviter le surmenage. Familiarisez progressivement vos pouces avec le mouvement qui est exigé d'eux. Le rythme à adopter et l'évaluation de la pression à exercer en fonction de la sensibilité du receveur viendront naturellement avec la pratique. Vous serez vous-même étonné de la rapidité avec laquelle se développe le sens de la manipulation des pieds !

D'abord le pied droit, puis le pied gauche

Commencez toujours le massage des zones réflexes par le pied droit. Nous savons d'expérience que la partie droite de l'individu reflète le présent, le tangible et l'intelligence, alors que la partie gauche est plutôt le reflet du caché, du « possible » et de la sensibilité. C'est la raison pour laquelle, lorsqu'elles sont douloureuses, les zones réflexes se trouvant sur le pied droit sont plus susceptibles de révéler un trouble actuel, tandis que celles qui sont sur le pied gauche traduisent plutôt des affections chroniques.
Prenez contact avec le receveur dans l'ici et le maintenant. Veillez à créer une relation de confiance entre vous et lui avant de pénétrer dans sa sphère sensitive ! Pour toutes ces raisons, il est vivement recommandé de commencer par le pied droit.

Début du massage : établir le contact avec les pieds

La façon dont se passe le début de la séance est déterminante pour la suite du massage. Il faut commencer par établir le contact entre vos mains et les pieds du receveur. Pour cela, prenez les pieds entre vos mains et palpez-les. Vous vous familiariserez ainsi avec leur structure osseuse et verrez s'ils sont chauds ou froids et quel est leur état de tension. **1** Mobilisez ensuite légèrement chaque pied en faisant jouer ses articulations, puis pétrissez délicatement les tissus ou contentez-vous de les effleurer, comme vous jugerez bon de le faire. **2**
Ne faites pas ces gestes en suivant un plan prédéterminé, mais laissez plutôt aller vos doigts selon l'inspiration du moment.

Faites simplement ce qui vous vient à l'esprit.

S'investir dans la relation

Demandez pendant ce temps au receveur comment il va et s'il souffre de quelque chose, car c'est de cela que dépendra ce que vous allez faire ou ne pas faire (page 31).
La prise de contact et l'entretien préalable permettent aussi bien au donneur qu'au receveur de se préparer psychologiquement au massage, d'établir une relation de confiance et de se laisser aller au processus de relaxation.
Le calme et la sérénité du donneur se communiquent au receveur ! Dès que vous avez l'impression que ce dernier commence à se relâcher, vous pouvez commencer à lui masser les zones réflexes de la colonne vertébrale.

Chaque séance, même si c'est toujours avec la même personne, doit être conçue comme une nouvelle rencontre. Ne laissez jamais la routine s'installer !

L'effleurage final

Après avoir massé sur chaque pied toutes les zones réflexes d'une région donnée, procédez à un effleurage du pied droit puis du pied gauche en allant simultanément, avec une main, du gros orteil jusqu'au talon du côté interne et, avec l'autre main, du talon jusqu'aux orteils du côté externe 1 à 3.

Ces manœuvres d'effleurage suivent la circulation énergétique naturelle du corps, qui, au milieu, va des pieds vers la tête et, sur les côtés, de la tête vers les pieds.

1

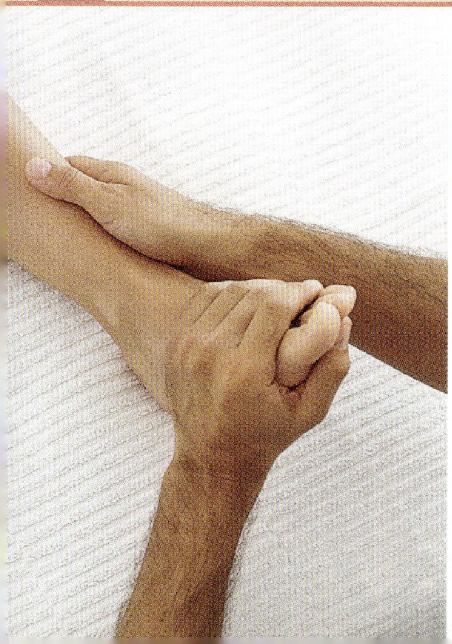

2

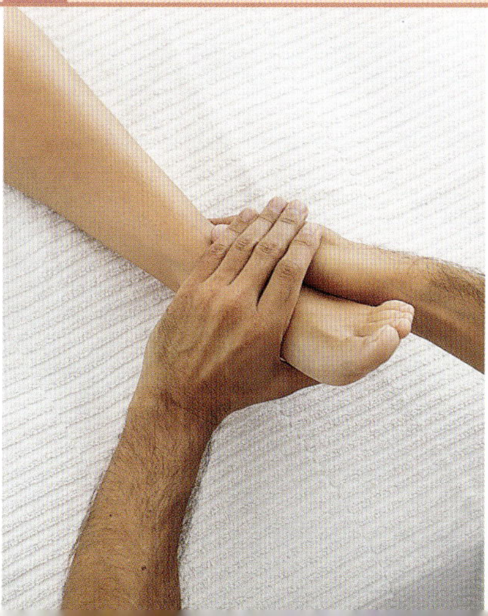

3

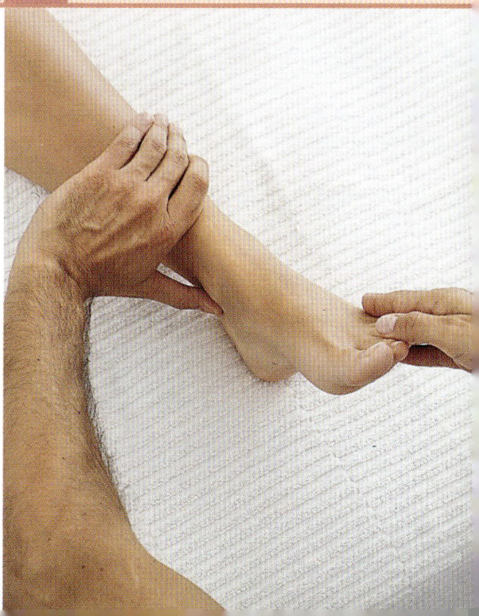

Le déroulement en un coup d'œil

Une séance classique complète consiste à masser les zones réflexes selon la procédure indiquée ci-dessous. Tenez-vous-en dès le départ à ce schéma. Cela vous évitera de vous demander à chaque fois quelles sont les zones que vous avez déjà massées et quelles sont celles qu'il vous reste à faire. De cette façon, vous aurez l'esprit, les mains et le cœur suffisamment libres pour vous concentrer complètement sur le receveur. La procédure est exactement la même dans le chapitre Massage des zones des pieds (pages 50 et suiv.).

- Établir le contact (pages 46-47).
- Zones de la colonne vertébrale (pages 51-52).
- Zones de la tête (pages 53 et suiv.) :
  cavité buccale, fosses nasales et pharynx ; région cérébrale ; oreilles et yeux ; hypophyse ; sinus.
- Zones des épaules et de la nuque (page 56).
- Zones des voies lymphatiques supérieures (page 57).
- Zones des bras et des genoux (page 58).
- Zones des organes respiratoires (pages 59-60) :
  trachée ; bronches ; poumons.
- Zones du cœur et de l'appareil vasculaire (page 61).
- Zones du diaphragme et du plexus solaire (pages 62-63).
- Zones des organes digestifs (pages 64 et suiv.) :
  œsophage ; estomac ; duodénum ; foie ; vésicule biliaire ; intestin grêle ; côlon ; rectum et anus.
- Zones des organes urinaires (page 67) :
  reins ; vessie ; uretère.
- Zones des glandes endocrines et de la rate (pages 68-69) :
  thyroïde ; pancréas ; surrénales ; rate.
- Zones des organes pelviens (pages 70-71) :
  ovaires, testicules ; trompes utérines, canal inguinal ; utérus, prostate.
- Zones lymphatiques de la cavité pelvienne (page 72).
- Finalisation du massage (page 73) ;
  nettoyage énergétique des mains (voir aussi page 27).

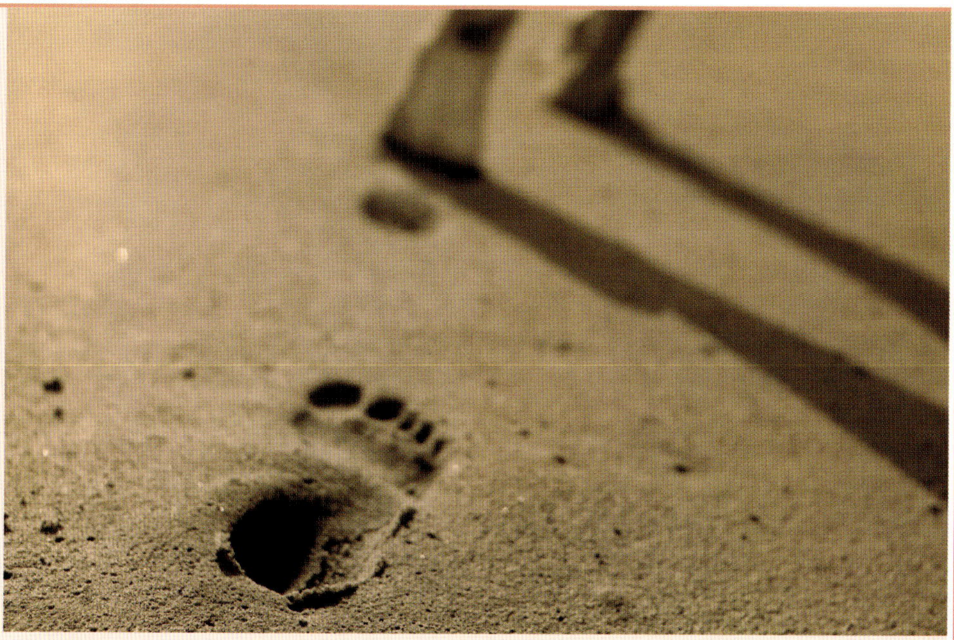

Principes à observer

- Ayez toujours présent à l'esprit que vous êtes en contact avec l'énergie vitale du receveur.
- Travaillez dès le départ calmement et de façon décontractée et établissez une relation de confiance avec le receveur.
- Songez que, dans certains cas, le massage des zones réflexes n'est pas indiqué (page 31).
- Procédez avec douceur et précaution : les stimuli violents inhibent ; les stimuli mesurés activent !
- N'utilisez aucun auxiliaire mécanique. Rien ne remplace les mains !
- Si vous disposez un jour de moins de temps que d'habitude, contentez-vous de quelques zones, mais traitez-les à fond.
- Soyez très attentif aux réactions du receveur : les zones douloureuses ou une forte sudation sont des signes à prendre absolument en considération (pages 27 et suivantes).
- Si une douleur constatée lors du massage ne cède pas au bout d'un moment à la manœuvre sédative, c'est peut-être là le signe d'un trouble dans l'organe ou la région correspondant. En tout état de cause, ce sera au médecin d'établir le diagnostic et de décider d'un traitement (pages 43 et suivantes).

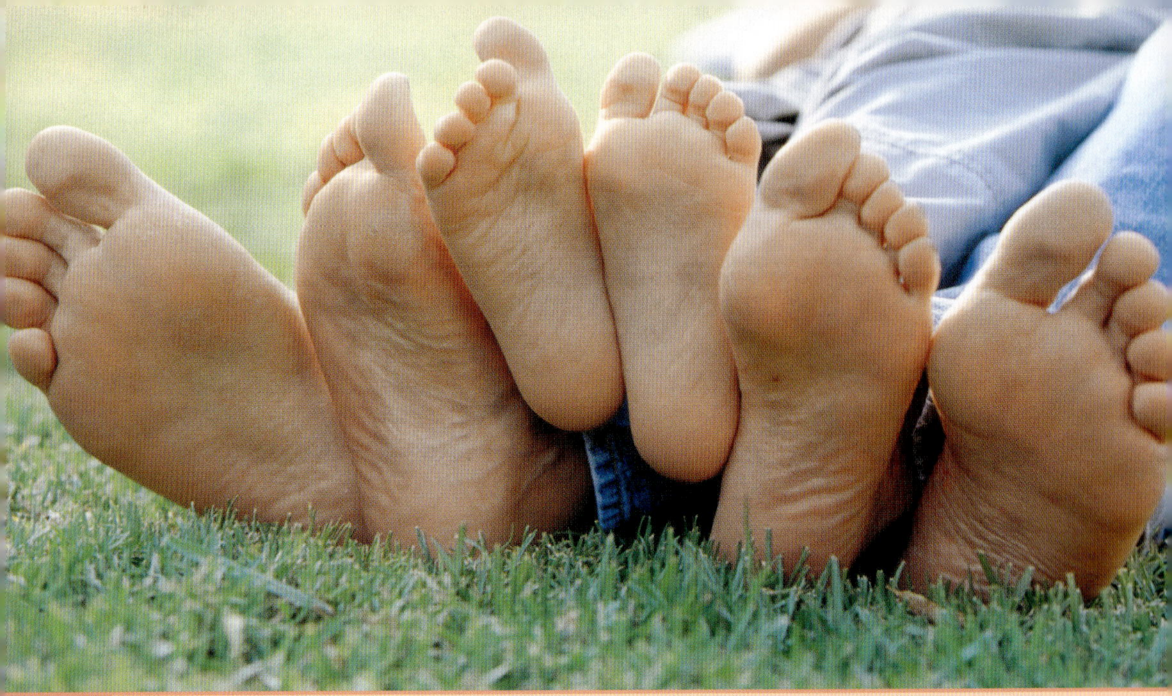

Massage des zones des pieds

Dans ce chapitre, vous trouverez la description des différentes zones réflexes et des organes ou régions du corps correspondants, ainsi que des précisions sur leurs rapports respectifs avec le psychisme. Avant de commencer à masser, revenez sur les chapitres Comment bien masser (pages 41-42), Les manœuvres (pages 43-44) et Déroulement de la séance (pages 44 et suivantes). Vous devez toujours avoir présent à l'esprit que le massage des zones réflexes a pour but d'aider à rester en bonne santé, c'est-à-dire de renforcer la capacité de l'organisme à se défendre par lui-même contre les influences néfastes. Il en va donc de votre responsabilité. Si vous êtes le receveur, veillez à ce que le massage soit réalisé par une personne fiable. Pour cela, fiez-vous à votre intuition. Si vous êtes le donneur, conformez-vous à ce précepte : « Garde l'équilibre et masse avec sollicitude ».

Zones de la colonne vertébrale

Le bon fonctionnement de la colonne vertébrale étant d'une importance vitale pour notre santé, c'est par ses zones réflexes que le massage doit commencer. Des cordons nerveux sortent par les orifices intervertébraux et vont alimenter les différents organes du corps. Par l'intermédiaire de ces liaisons nerveuses, le masseur peut atteindre indirectement l'ensemble de l'organisme.

Les zones réflexes de la colonne vertébrale longent aussi bien la face interne du pied droit que celle du pied gauche. 1 La ligne qu'elles forment reproduit approximativement les courbes de la colonne vertébrale. La zone de la colonne cervicale va de l'articulation interphalangienne du gros orteil jusqu'à l'articulation métatarso-phalangienne, celle de la colonne thoracique longe le métatarse jusqu'à l'os naviculaire (qui forme une protubérance), celle de la colonne lombaire occupe la portion située juste au-dessous de la malléole interne (à environ 1-1,5 cm) et celle du sacrum et du coccyx forme la dernière portion. Le pouce du masseur se meut tout au long de cette ligne en allant de la première articulation du gros orteil jusqu'au talon.

Attention :

- Beaucoup de gens ont des tensions ou des blocages dans la région de la colonne vertébrale, ce qui se manifeste généralement par une réaction douloureuse lors du massage des zones correspondantes. Si vous constatez ce genre de réaction, ayez recours à la manœuvre sédative (page 43) : exercez une pression un peu plus forte sur la zone douloureuse avec la pulpe du pouce jusqu'à ce que la douleur ait disparu et que le receveur ne sente plus que la pression de votre doigt.
- Massez toujours les zones de la colonne vertébrale avec beaucoup de douceur et n'utilisez jamais les nœuds des doigts.
- Songez, lorsque vous être en train de masser ces zones importantes, que le secret d'un massage réussi réside avant tout dans la relaxation.
- Plus vous prendrez votre temps pour masser les zones de la colonne vertébrale, plus le receveur (ou vous-même en cas d'automassage) aura de chances d'atteindre dès le départ un état de parfaite relaxation et d'ouverture qui lui permettra de se laisser complètement aller au plaisir du massage.

1

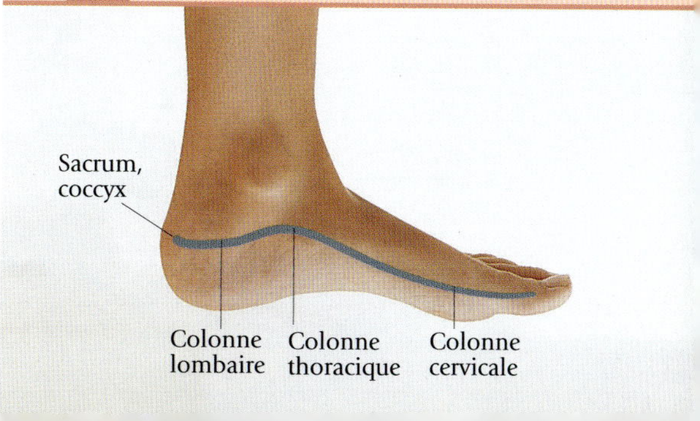

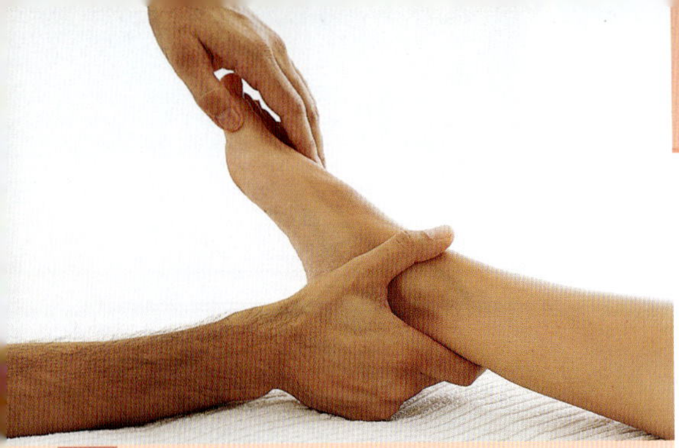

2

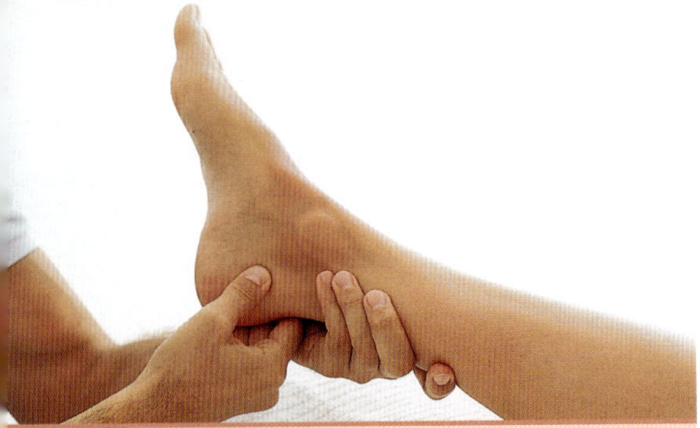

3

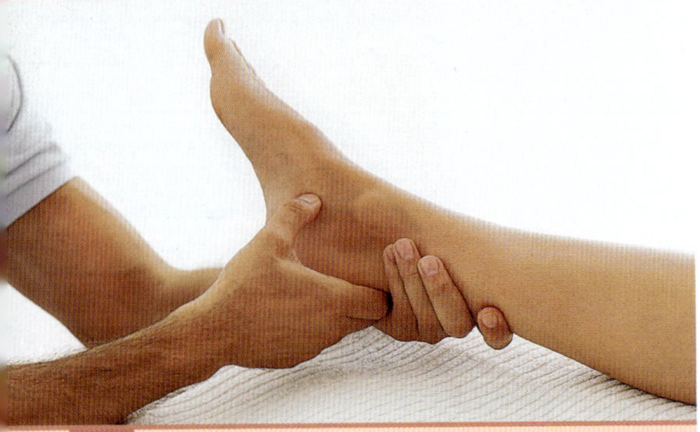

4

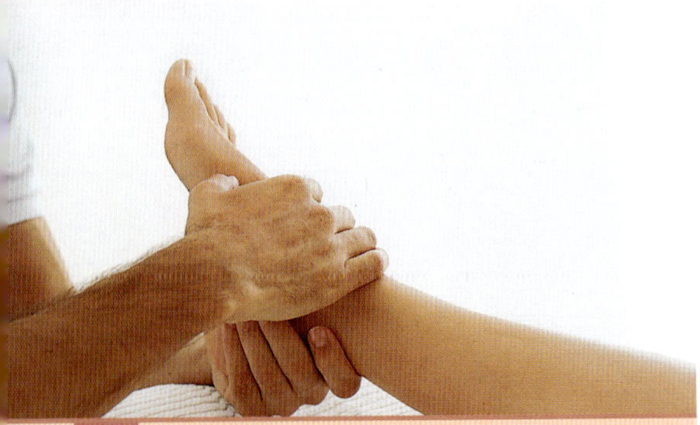

5

Le massage

- Prenez le pied droit du receveur dans la main droite au niveau du talon et maintenez-le fermement. Avec la main gauche, massez le long de la zone réflexe en allant de l'orteil jusqu'au talon. Répétez cette opération trois ou quatre fois. 2
- Tenez le pied droit avec la main gauche au-dessus des malléoles et massez avec le pouce droit en allant du talon vers le gros orteil. Embrassez le talon avec les autres doigts de la main droite de façon à donner au pouce une bonne assise. 3
- En massant du talon vers le gros orteil, vous rencontrerez une protubérance formée par l'os naviculaire. Arrêtez-vous brièvement à sa base, puis continuez. Le pouce reste immobile au sommet de la protubérance. 4
- Tournez la main vers le haut en posant les doigts sur le métatarse. Massez jusqu'au gros orteil trois ou quatre fois, puis faites l'opération inverse en allant cette fois de l'orteil au talon. Faites tranquillement l'aller et retour une dizaine de fois. 5
- Procédez exactement de la même façon pour le massage du pied gauche.
- Avant de passer aux zones suivantes, finissez par un effleurage doux de chaque pied (page 47).

Zones de la tête

Les zones de la tête se trouvent sur l'un et l'autre pied dans la région des orteils et des articulations métatarso-phalangiennes. Elles présentent la particularité d'être réparties sur tous les orteils et de se répéter en condensé dans le gros orteil.

La zone de la partie postérieure de la tête se trouve sur la pulpe du gros orteil, et celle de sa partie antérieure (cavité buccale, fosses nasales et pharynx) sur le dessus du gros orteil.

Les zones réflexes des yeux sont situées sur les deuxième et troisième orteils. Les zones des oreilles sont situées sur les quatrième et cinquième orteils. 1

La zone de l'hypophyse se trouve exactement au centre de la partie charnue du gros orteil, tandis que les zones des sinus occupent la pulpe de tous les autres orteils. 2

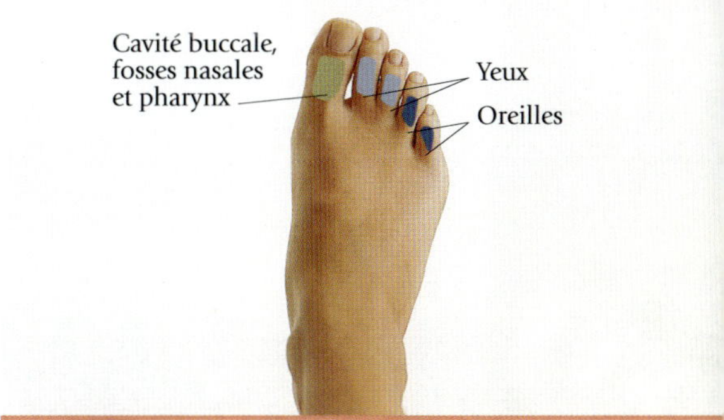

1

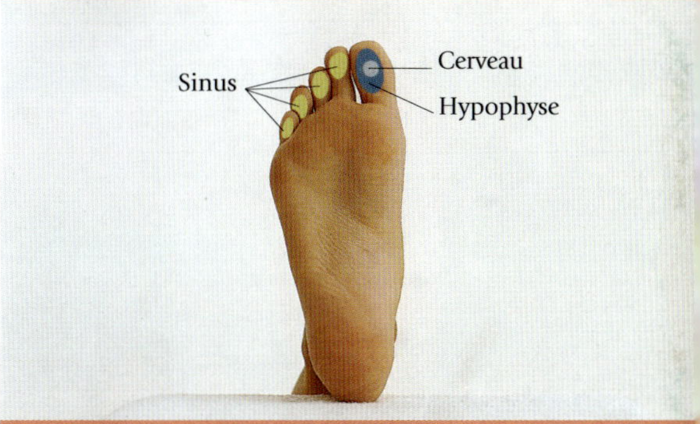

2

Attention :

- Insistez sur le deuxième orteil en cas de myopie et sur le troisième en cas de presbytie.
- En cas de rhinite, d'enrouement, de légers maux de gorge et de sinusite chronique, il est important de stimuler les muqueuses par un massage prolongé des zones de la cavité buccale, des fosses nasales et du pharynx.
- Le massage des zones de la tête est, bien entendu, très important en cas de maux de tête ou de migraines. Ces douleurs pouvant cependant avoir différentes origines, comme, par exemple, des problèmes psychologiques, des troubles hormonaux ou encore des raideurs dans la région de la nuque et des épaules ; l'amélioration peut aussi venir du massage d'autres zones que celle de la tête. En cas de maux de tête, il est néanmoins conseillé de masser consciencieusement toutes les zones de la tête. En plus de l'action directe des influx, le travail effectué sur les pieds provoque une redistribution des énergies. Les blocages énergétiques dans la tête

commencent automatiquement à se résorber dès lors qu'on masse le pôle énergétique opposé que constituent les pieds.

- Les mouvements du gros orteil correspondent aux mouvements de la tête. C'est pourquoi il est possible de traiter de façon complémentaire les raideurs du cou et de la nuque en faisant décrire au gros orteil des cercles lents.

Le massage

- Massez tous les orteils en commençant par le gros et en terminant par le petit. Le plus simple est de prendre à chaque fois l'orteil entre le pouce et l'index. Veillez à bien masser le dessus et le dessous de chacun des orteils ainsi que leurs deux faces latérales. **3**
- Pour le massage des faces latérales, il est recommandé d'écarter les orteils à l'aide du pouce de l'autre main. **4**
- Massez de cette façon la zone réflexe du cerveau située sur le gros orteil ainsi que les zones réflexes des yeux – sur les deuxième et troisième orteils –, et des oreilles – sur les quatrième et cinquième orteils. **5**

3

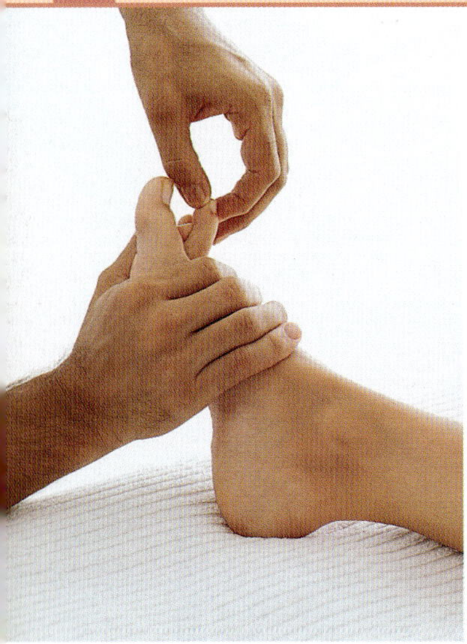

4

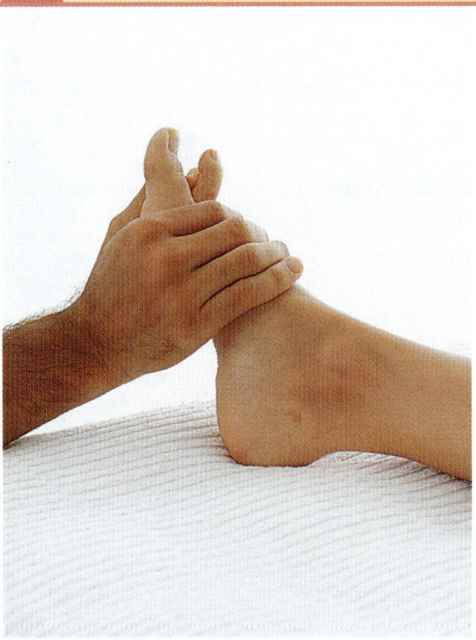

5

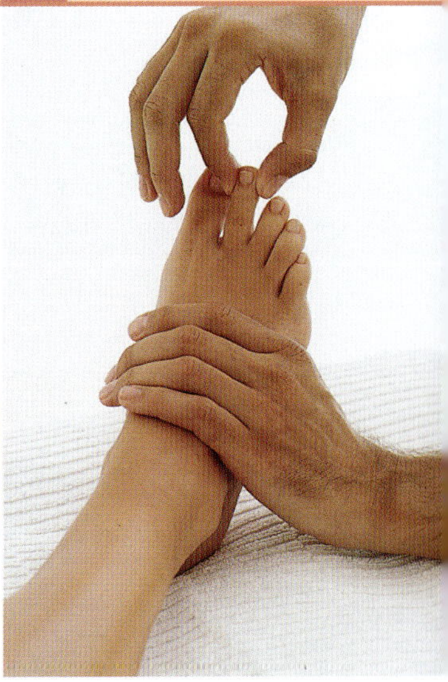

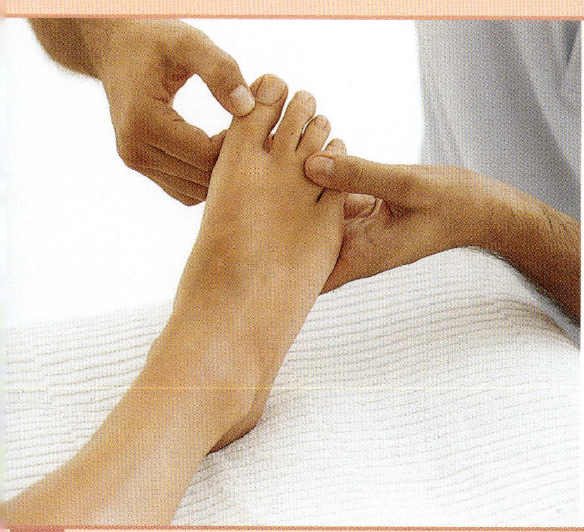

6

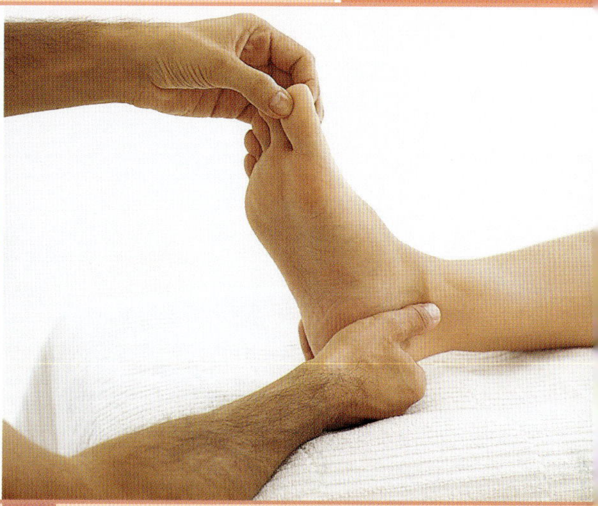

7

- Massez la zone réflexe de la cavité buccale, des fosses nasales et du pharynx, qui occupe tout le dessus du gros orteil de la base de l'ongle jusqu'à l'articulation basale. Changez de main et massez cette région avec le pouce à plat. 6
- La zone réflexe de l'hypophyse doit être massée un peu plus longtemps. Prenez le gros orteil entre le pouce et l'index, la pulpe du pouce posée à plat sur la partie charnue de l'orteil. Faites des petits mouvements circulaires avec le pouce. Faites ensuite la même chose avec chaque orteil l'un après l'autre pour masser les zones réflexes des sinus. 7
- Massez les zones de la tête sur le pied gauche exactement de la même façon. Les zones de l'hypophyse et des sinus peuvent être massées sur chaque pied simultanément avec la main droite et la main gauche.
- Avant de passer aux zones suivantes, finissez par un effleurage doux de chaque pied (page 47).

CONSEIL

Massage prolongé de la zone de l'hypophyse

En cas de troubles hormonaux, qu'il s'agisse de problèmes de croissance chez l'adolescent ou d'une anomalie du cycle menstruel chez la femme, de fièvre légère ou de difficultés à se concentrer, il est recommandé de procéder à un massage prolongé de la zone de l'hypophyse.

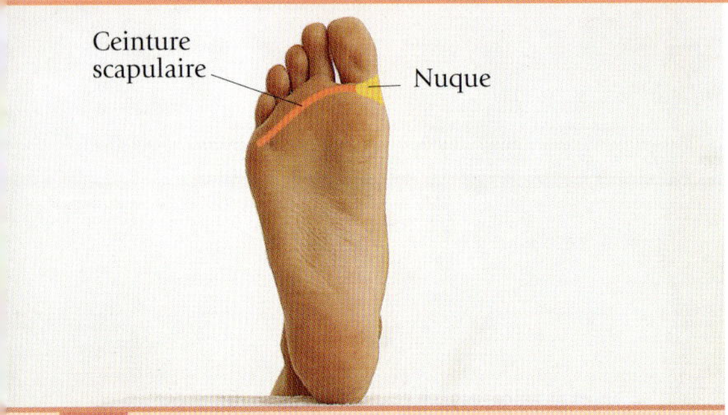

1

Zones des épaules et de la nuque

Les zones réflexes des épaules et de la nuque se trouvent sur le pied droit comme sur le pied gauche. Celles de la ceinture scapulaire longent les articulations basales aussi bien sous le pied que dessus, tandis que celles de la nuque sont situées sous le pied, au niveau de l'articulation basale du gros orteil. 1

Attention :

- En raison des raideurs qui affectent souvent la nuque et les épaules, beaucoup d'individus se montrent sensibles lors du massage de ces zones : n'hésitez pas à recourir à la manœuvre sédative.
- En cas de raideurs et de maux de tête associés, il est recommandé de masser ces zones régulièrement.
- Laissez régulièrement vos orteils jouer avec une balle en caoutchouc ou des galets en les attrapant et en les relâchant. Vous découvrirez ainsi à quel point vos orteils sont mobiles. Vous ressentirez parallèlement un net soulagement dans la nuque.

Le massage

- Massez le pied droit en allant de l'articulation basale du petit orteil à celle du gros orteil et en alternant de préférence entre la plante et le dos du pied. Le massage de la zone de la ceinture scapulaire doit être ressenti comme très apaisant et relaxant. Pour faire en sorte que ce soit le cas, passez-y tout le temps nécessaire. 2
- Massez la zone de la nuque au niveau de l'articulation basale du gros orteil en vous dirigeant vers le bord interne du pied. 3
- Massez ces zones de la même façon sur le pied gauche.
- Pour supprimer les blocages de la nuque, faites faire des mouvements de rotation lents aux deux gros orteils l'un après l'autre. 4
- Finissez par un effleurage doux de chacun des pieds (page 47).

2

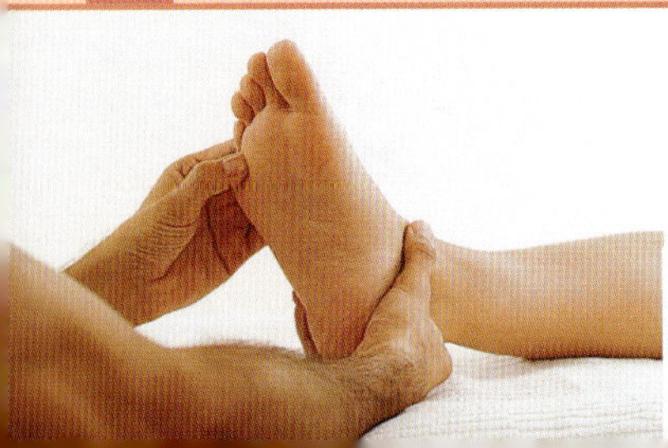

3

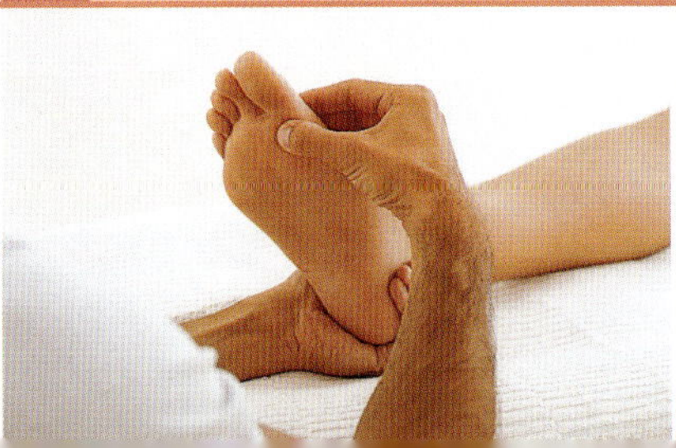

4

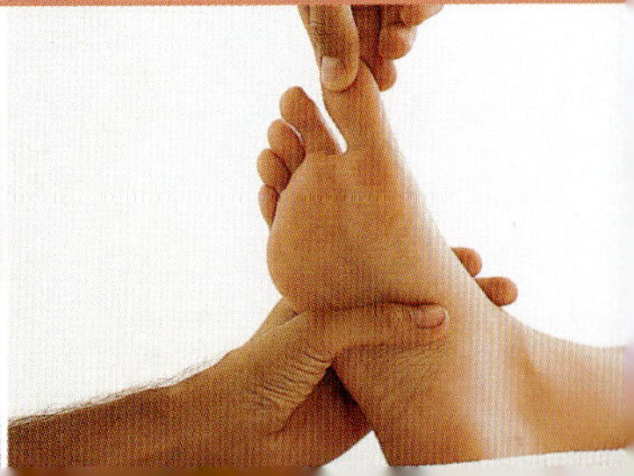

Zones des voies lymphatiques supérieures

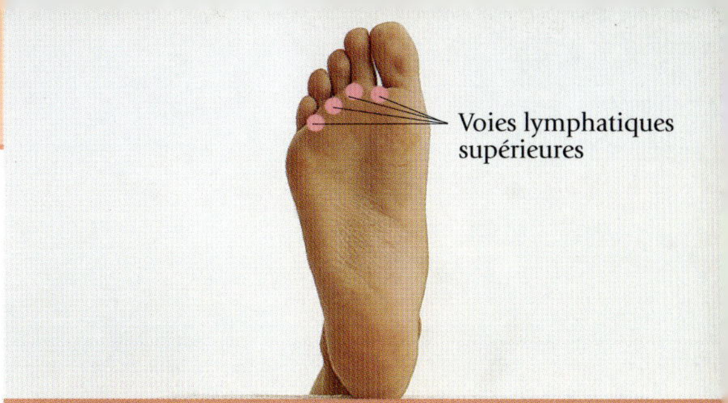

1

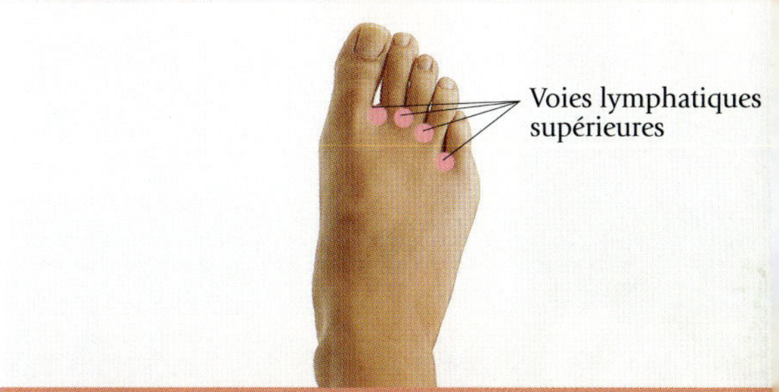

2

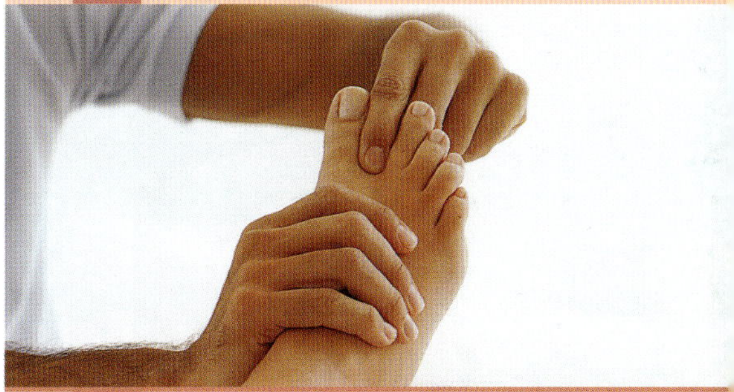

3

Les zones réflexes des voies lymphatiques supérieures se trouvent, sur un pied comme sur l'autre, entre les orteils. Elles se confondent avec les plis cutanés interdigitaux. 1 + 2

Le massage se caractérise par une manœuvre spécifique nécessitant l'usage simultané du pouce et de l'index. Si le massé ressent une douleur, cela indique généralement un surmenage du système lymphatique.

Attention :

- Le massage de ces zones stimule le système immunitaire et favorise l'évacuation des toxines de l'organisme.
- En cas d'asthme, de rhume des foins ou d'autres troubles allergiques, il arrive souvent que les deux espaces interdigitaux médians de chaque pied soient particulièrement sensibles. Il faut alors commencer à masser très doucement et augmenter la pression de façon progressive au fur et à mesure des séances.

Le massage

- En prenant les espaces interdigitaux entre le pouce et l'index (pouce côté plante) effleurez profondément les espaces intermétatarsiens en direction des orteils.
- Lorsque vous n'avez plus que le pli cutané entre les doigts, tirez dessus jusqu'à ce que vous observiez une résistance du pli. Cessez la traction tout en renforçant un peu la pression, comme si vous vouliez exprimer quelque chose de la peau. Cette manœuvre doit être exécutée lentement ! 3
- Massez le pied gauche exactement de la même façon.
- Avant de passer aux zones suivantes, finissez par un effleurage doux de chaque pied (page 47).

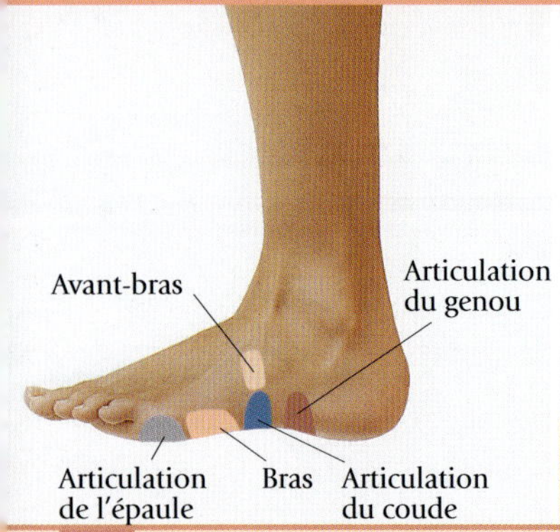

1

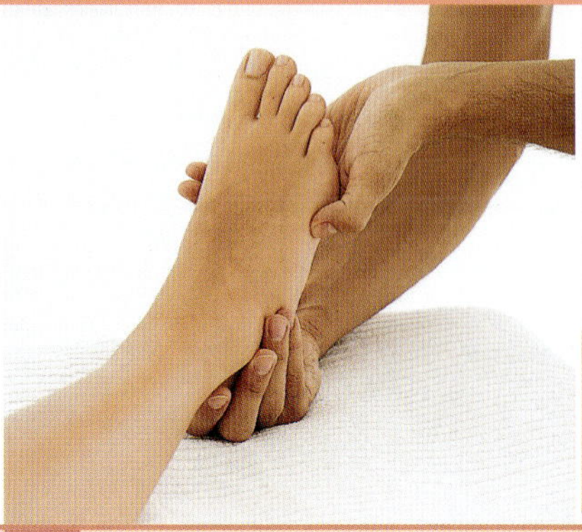

2

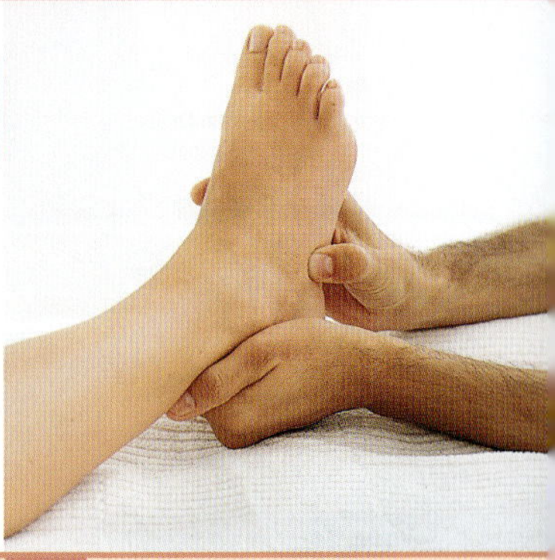

3

Zones des bras et des genoux

Les zones des bras et des genoux se trouvent sur le pied droit comme sur le pied gauche. Celle de l'épaule est située au niveau de l'articulation basale du petit orteil, côté dorsal. La zone de l'avant-bras se trouve sur la face externe du cinquième métatarsien et s'étend jusqu'à l'os cuboïde, qui forme sur le bord externe du pied une petite saillie facilement perceptible. Juste en avant de cette saillie se trouve la zone du coude, d'où part vers le dos du pied, un peu en diagonale, la zone de l'avant-bras, qui s'arrête à la jonction entre le deuxième et le troisième métatarsien. Juste après le cuboïde, se trouve la zone du genou. 1

Attention :

- Le tennis-elbow est une blessure courante. Pour soulager la douleur, procédez à un massage sédatif des zones de la colonne cervicale, de la région de la nuque et des épaules et de la région du bras et de l'avant-bras ainsi qu'à un massage sédatif approfondi de la zone du coude.
- En cas de troubles articulaires (luxation de l'épaule, blessure au genou, etc.), ayez recours à la manœuvre sédative.

Le massage

- Massez la face externe du cinquième métatarsien en allant de l'articulation basale du petit orteil jusqu'à la zone du coude. Faites décrire ensuite à votre main un virage à environ 90° et passez direc-tement au massage de la zone de l'avant-bras. Massez toute la région plusieurs fois. 2
- Massez ensuite le pied gauche de la même façon.
- Le massage sédatif de la zone du genou s'est avéré efficace en cas de douleurs liées à des troubles de la mobilité. 3
- Avant de passer aux zones suivantes, finissez par un effleurage doux de chaque pied (page 47).

Zones des organes respiratoires

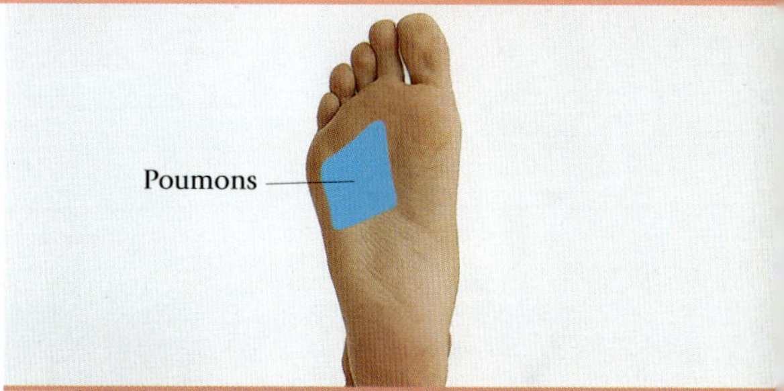

1

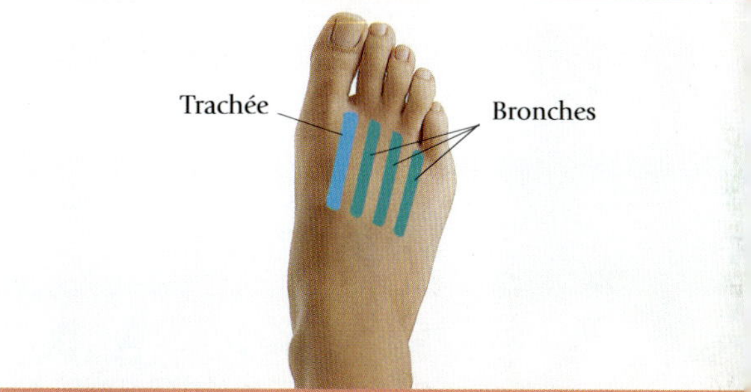

2

Les zones réflexes des organes respiratoires se trouvent sur le pied droit comme sur le pied gauche. Celle de la cavité buccale, des fosses nasales et du pharynx a déjà été traitée (page 53). La zone de la trachée est située dans le sillon qui sépare le premier métatarsien du deuxième. Dans les trois autres espaces se trouvent les zones des bronches. 1 Celles des poumons s'étendent en travers de la région métatarsienne, aussi bien sur la plante que sur le dos du pied. 2

Attention :

- Quand ils ne sont pas la conséquence directe d'un effort physique, le souffle court, le manque de souffle et la respiration accélérée peuvent avoir des causes organiques ou psychiques. Si vous cherchez un moyen de vous relaxer, des séances régulières de massage des zones réflexes peuvent être la solution.
- Masser les zones réflexes ne saurait se limiter à un travail mécanique sur l'image projetée du corps. C'est plutôt un travail de régulation des énergies par l'intermédiaire de liens énergétiques. Quand vous massez les zones des organes de la respiration, les influx ne vont pas directement des pieds aux voies respiratoires. Il s'agit plutôt d'une stimulation des fonctions respiratoires par l'activation des forces d'autorégulation des énergies.
- En cas d'affection aiguë des voies respiratoires (type bronchite), il est conseillé d'effectuer un massage sédatif de la région des bronches. Chez les enfants en bas âge, pressez légèrement l'avant de l'index sur toute la longueur de l'un des espaces intermétatarsiens. Vous pouvez de cette façon masser les deux pieds en même temps.
- La stimulation des zones des bronches par le massage des espaces intermétatarsiens peut provoquer des réactions spontanées chez les grands fumeurs : l'organisme peut chercher à se débarrasser des amas de mucosités par le déclenchement de quintes de toux. Procédez donc toujours avec précaution chez ce type de personnes.

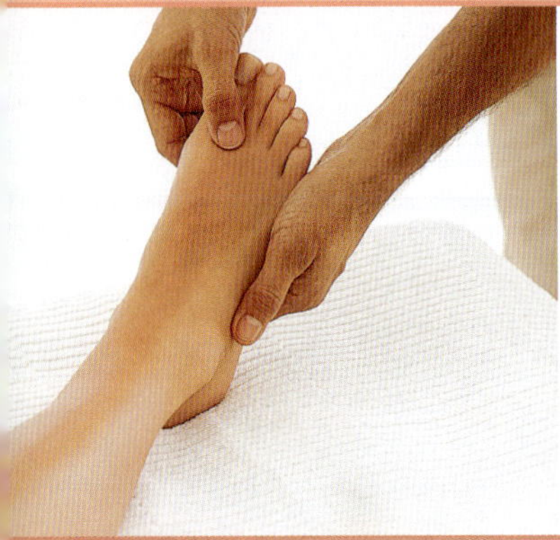
3

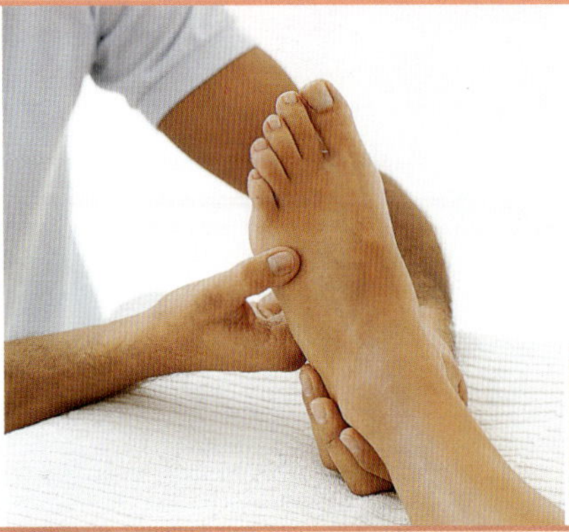
4

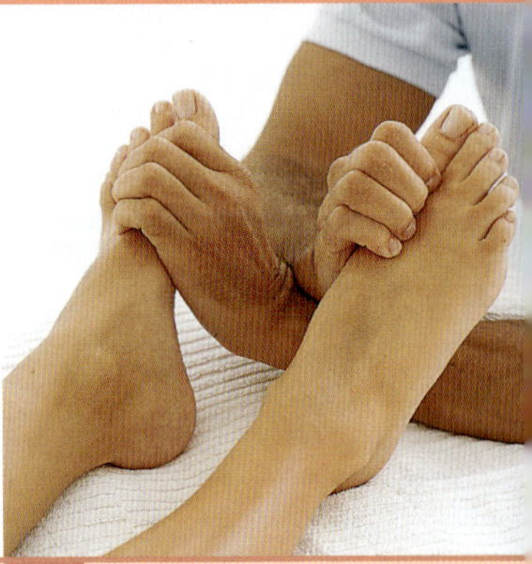
5

Le massage

- Commencez ici encore par masser le pied droit. Massez chaque sillon du métatarse l'un après l'autre en faisant faire à votre pouce des mouvements rythmiques. Commencez à chaque fois au niveau des espaces interdigitaux et remontez en direction de la cheville. Massez les zones des bronches très doucement et avec le pouce à plat. Ne cherchez en aucun cas à pénétrer dans les espaces ! 3
- Massez la zone réflexe des poumons d'abord sur le dos du pied, puis sur la plante en allant à chaque fois du petit orteil vers le milieu du pied. 4
- Massez ensuite le pied gauche de la même façon.

En cas de troubles respiratoires aigus, comme, par exemple, une crise d'asthme, ou de toux spasmodique, la manœuvre suivante peut s'avérer utile :

- Prenez fermement les deux pieds en pince en plaçant les doigts au niveau de la zone réflexe de la trachée. 5 Cette manœuvre spéciale permet aussi de dissiper les raideurs et les douleurs dans les espaces intercostaux (névralgies intercostales). Appuyez de plus en plus fort jusqu'à ce que les douleurs aient disparu et que seule la pression soit encore ressentie par le receveur. Si celui-ci est asthmatique, il faut impérativement terminer par la manœuvre relaxante sur la zone du plexus solaire (page 63) et la manœuvre activante sur les zones des surrénales (pages 68-69) !

En cas de sensation de tensions dans le thorax, il peut être utile que le receveur cherche, lorsqu'il inspire durant la manœuvre sédative, à faire pénétrer l'air jusque dans les gros orteils. Il pourra ensuite plus facilement s'imaginer qu'en expirant toutes les tensions s'échappent de sa cage thoracique.

- Avant de passer aux zones suivantes, finissez par un effleurage doux de chaque pied (page 47).

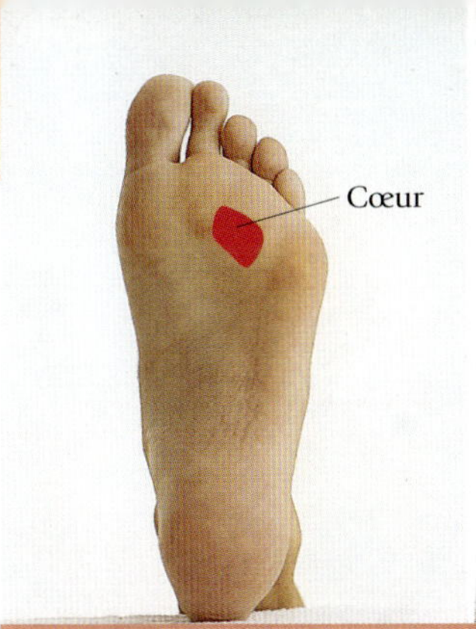

1

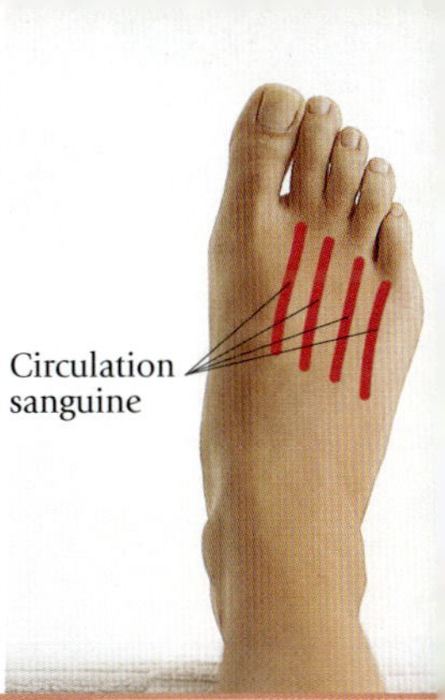

2

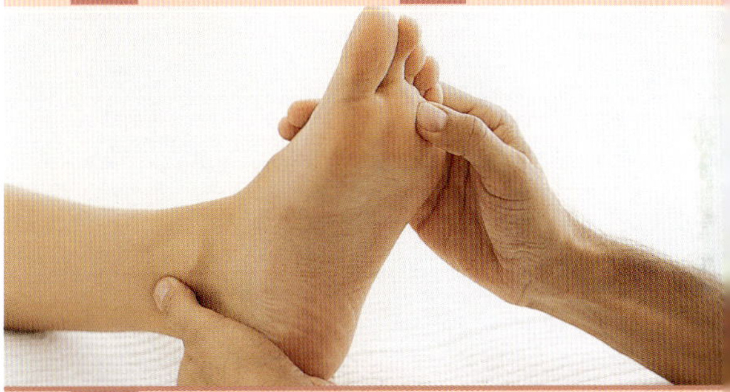

3

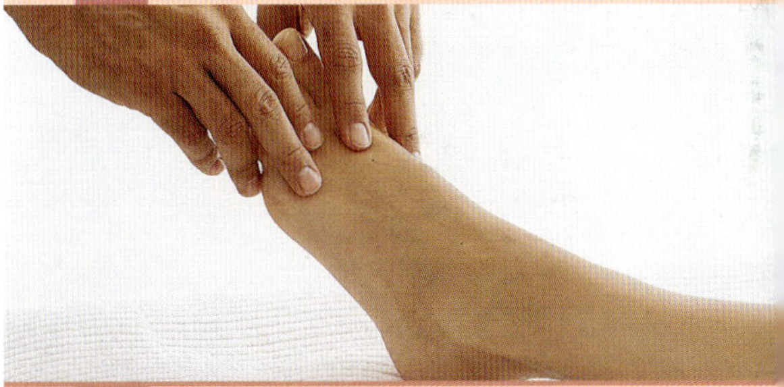

4

Zones du cœur et du système vasculaire

En ce qui concerne le cœur, nous nous limiterons à une zone connexe très efficace et renoncerons à masser la zone réflexe de l'organe en tant que telle. Vous trouverez cette zone connexe sur la plante du pied gauche, juste sous l'éminence de l'articulation basale, au niveau des deuxième, troisième et quatrième orteils. **1** Les zones réflexes de la circulation sanguine se trouvent dans les espaces intermétatarsiens, sur le dos du pied droit comme du pied gauche. **2**

Attention :

- La légère pression exercée par le pouce et l'index dans le massage de la zone de la circulation régule la tension artérielle générale. Peu importe donc que la tension du massé soit élevée, faible ou normale.

Le massage

- Massez très doucement la zone connexe du cœur sur le pied gauche plusieurs fois de suite. Le mieux est de travailler avec le pouce de la main droite en allant de l'extérieur vers l'intérieur. **1**
- L'harmonisation de la tension artérielle passe par une manœuvre spécifique exécutée sur le dos du pied. Prenez chacun des espaces intermétatarsiens entre le pouce et l'index et effleurez-les en allant du milieu du pied vers les espaces interdigitaux. Faites ce massage avec les deux mains, d'abord sur le pied droit, puis sur le pied gauche, en effleurant tous les espaces successivement par alternance de la main droite et de la main gauche. **4**
- Avant de passer aux zones suivantes, finissez par un effleurage doux de chaque pied (page 47).

Zones du diaphragme et du plexus solaire

Les zones réflexes du diaphragme et du plexus solaire se trouvent sur la voûte plantaire du pied droit, comme du pied gauche. L'arc qu'elles forment occupe toute la région du métatarse, mais un point situé au milieu du pied, juste en dessous de l'éminence métatarso-phalangienne, s'est avéré très efficace dans le traitement du plexus solaire, important centre végétatif. 1 En raison de cette grande efficacité, on parle de zone maximale pour désigner ce point.
Cette zone est particulièrement importante pour toutes les personnes qui souffrent des conséquences du stress de la vie quotidienne. Cela se manifeste par des petits ennuis de santé sans importance. Les problèmes de digestion et les troubles du sommeil sont fréquents. Le recours régulier à la manœuvre relaxante qui porte sur la zone du plexus solaire est un excellent moyen pour se relaxer et pour éviter un déséquilibre du système végétatif. C'est une très bonne méthode pour récupérer et conserver ou recouvrer l'équilibre intérieur.

1

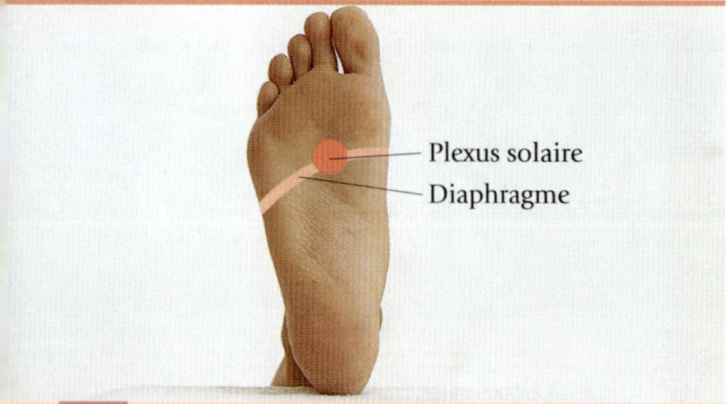

2

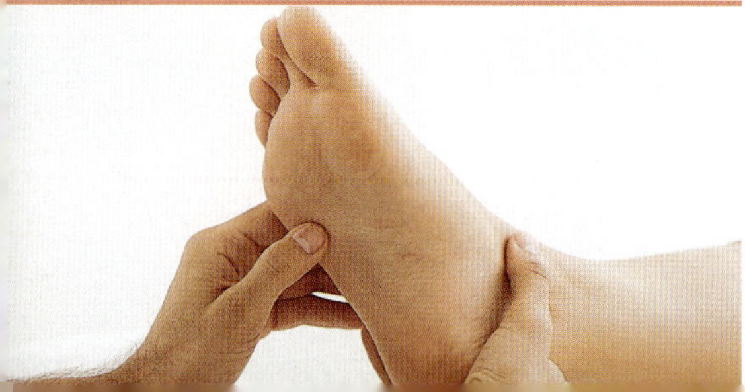

Attention :

- Le massage de ces zones per-met une alternance harmonieuse entre tension et relâchement. Vous pouvez y avoir recours à tout moment pour lutter contre l'agitation, le stress, les tensions nerveuses et tous les problèmes qu'ils engendrent.
- Le massage vous calme, vous fait respirer de façon régulière et profonde et rend votre organisme plus réceptif aux stimuli thérapeutiques.
- Le massage de ces zones illustre comme aucun autre le principe de base du massage des zones réflexes, à savoir se détendre et se laisser aller à ses sensations.

Le massage

- Commencez par masser avec la main gauche l'arc réflexe du diaphragme sur le pied droit en allant du bord externe du pied vers le milieu. Faites cette manœuvre plusieurs fois. 2
- Massez ensuite le pied gauche de la même façon.

Exercice de relaxation

CONSEIL

Il existe un exercice tout simple qui vous permet de renforcer l'effet décontractant de la manœuvre relaxante portant sur le plexus solaire. Fermez les yeux et commencez par vous concentrer un instant sur la respiration, puis laissez l'image suivante vous apparaître en imagination : allongé de façon complètement décontractée dans un champ fleuri, vous observez les nuages qui parcourent le ciel à vive allure. Dans votre esprit, tous les problèmes de la journée restés sans solution sont enfermés dans ces nuages et vous les voyez disparaître à l'horizon, emportés par le vent. Lorsque vous rentrez d'une journée de travail éreintante, ce petit exercice de visualisation peut vous aider à faire le vide et à empêcher votre vie professionnelle d'empiéter sur votre vie privée.

- Le massage de la zone réflexe du plexus solaire consiste en une manœuvre spécifique : posez la pulpe du pouce le plus à plat possible et sans exercer de pression forte dans le petit creux situé sous l'éminence métatarso-phalangienne. Les autres doigts reposent délicatement sur le dos du pied. Tenez les deux pieds simultanément de cette façon, chacun avec la main opposée ainsi qu'il est montré sur la photo ci-dessous. **3** Essayez de vous détendre vous-même au maximum pendant ce temps. Maintenez la position environ dix minutes. Même si au début cela vous paraît un peu long, abandonnez-vous au calme en train de s'installer. Au bout d'un moment, vous allez vous rendre compte que vous ne percevez plus le temps. Le contact lénifiant devient particulièrement intensif lorsque, au bout de cinq minutes, vous commencez à vous concentrer sur la respiration du receveur. Observez son ventre et appuyez tout doucement sur les zones correspondantes durant l'inspiration, puis revenez à la position de départ durant l'expiration.

Recommencez ce mouvement pendant trois ou quatre minutes. Il en résulte un état de détente profond et réparateur.

Grâce à cette manœuvre, le masseur se rend compte que « ne rien faire » peut mettre beaucoup de choses en mouvement. Pour être efficace, il est particulièrement important que le massage de la zone du plexus solaire soit exécuté avec une extrême douceur et beaucoup de doigté !

- Avant de passer aux zones suivantes, finissez par un effleurage doux de chaque pied (page 47).

3

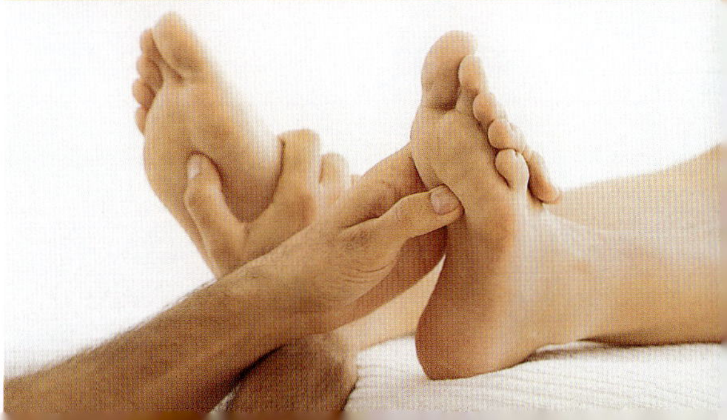

Zones des organes digestifs

La zone réflexe de l'œsophage se trouve dans le premier sillon du métatarse sur le pied droit comme sur le pied gauche.

Celle de l'estomac est située juste en dessous de l'éminence de la base du gros orteil. Elle est large d'environ 2,5 cm et s'étend presque jusqu'au troisième métatarsien. Tout de suite après vient la zone réflexe du duodénum. La zone du foie se trouve sur le pied droit, dans la région du métatarse. La zone de la vésicule biliaire, dont l'emplacement peut varier très légèrement chez certaines personnes, se trouve sur le pied droit entre les troisième et cinquième métatarsiens et s'étend jusqu'à la jonction du métatarse et du sphénoïde ou du cuboïde.

Dans le tiers inférieur de la plante des pieds se trouvent les zones réflexes de l'intestin. 1

La zone du côlon s'étend de la région extérieure du tarse du pied droit (côlon ascendant) jusqu'à la région extérieure du tarse du pied gauche (côlon descendant) et se termine par la zone du rectum. La zone de l'intestin grêle occupe toute la partie laissée libre au centre de la zone du côlon, qui forme comme un cadre autour d'elle. La zone du rectum est située aussi bien sur la face interne du pied droit que sur celle du pied gauche. En arrière d'une ligne verticale imaginaire allant de la malléole interne jusqu'à la plante du pied, la zone du rectum part en diagonale du rebord du pied en direction du talon. Sa longueur est à peu près équivalente à celle de la première phalange de l'index. Juste au-dessus se trouve la zone réflexe de l'anus. 2

Attention :

- Si le massé souffre d'une gastrite ou d'une dyspepsie fonctionnelle, il est indispensable de passer à la manœuvre sédative, qui consiste à maintenir une pression moyenne pendant dix minutes sur chaque point sensible de la zone, à droite comme à gauche.
- Au moindre soupçon d'ulcère gastrique ou de risque d'ulcère chez le massé, il est impératif de cesser tout massage activant !

1

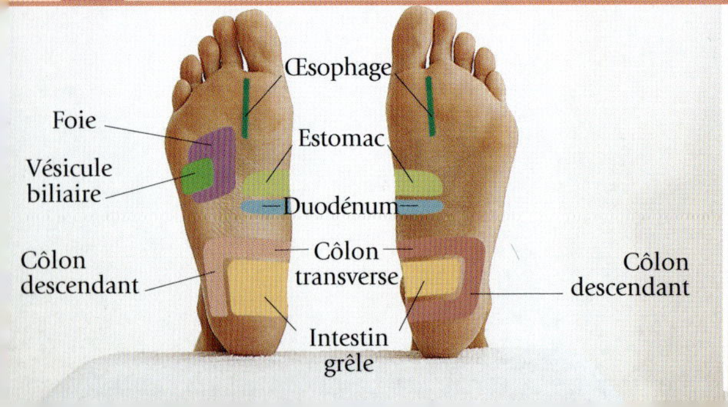

2

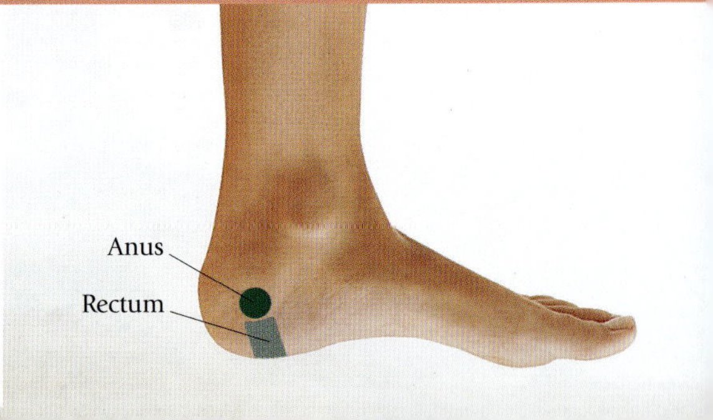

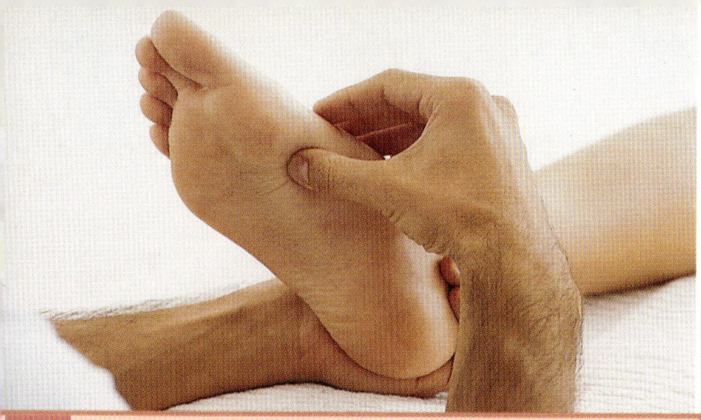

3

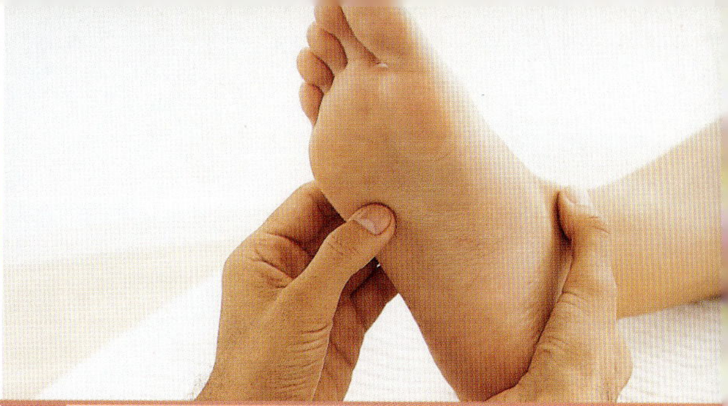

4

Le risque de déclenchement de l'ulcère par le massage activant est trop grand !

- En cas de problèmes de production d'acides gastriques sans processus inflammatoire secondaire, il est au contraire recommandé d'effectuer un massage activant sur la zone de l'estomac. Dans ce cas, le massage activant favorise les processus d'autorégulation de la muqueuse gastrique.
- En cas de fatigue, de déprime passagère et lors des phases de régénération faisant suite à une maladie, un massage prolongé de la zone du foie peut favoriser le processus de guérison.
- Si le massé éprouve des douleurs dans la zone de la vésicule biliaire, il vous faudra compter avec la présence de dépôts (calculs biliaires). En pareil cas, il ne faut jamais faire de massage activant, uniquement un massage sédatif. Si des douleurs se répètent durant les séances suivantes, il est recommandé au massé de consulter un médecin.
- La nervosité peut également provoquer des troubles dans la région de l'intestin. En cas de problèmes digestifs légers (sensation de tension, petites crampes), ayez recours au massage sédatif. En cas de diarrhée, il est en revanche préférable, tout comme pour la constipation, de faire un massage activant, car la médecine naturelle considère la diarrhée comme une réaction naturelle de l'organisme qui se nettoie et évacue les substances toxiques. Le massage activant favorise ce processus.

Le massage

- Commencez par le pied droit et massez la zone de l'estomac, sous l'éminence de la base du gros orteil, en allant du bord interne vers le milieu du pied. Passez ensuite à la zone du duodénum. 3
- Massez ensuite le pied gauche de la même façon.
- Massez maintenant avec la main droite la zone du foie, qui se trouve sur le pied gauche. Massez avec un peu plus de force que vous l'avez fait pour la zone des poumons. Passez ensuite au massage de la zone de la vésicule biliaire. Massez avec encore un peu plus de force que vous venez de le faire pour le foie. Le sens du mouvement va cette fois du bord externe vers le milieu du pied. Prenez tout votre temps et massez ces zones réflexes pendant environ deux minutes. 4

- Passez ensuite directement au massage des zones des intestins sans procéder à un effleurage doux des pieds.
- Massez la zone de l'intestin grêle en allant du bord interne vers le milieu du pied, d'abord sur le pied droit, puis sur le pied gauche. **5**
- Le pouce suit le parcours fonctionnel du côlon. Commencez à masser avec le pouce gauche dans la partie externe du talon droit **6** et poursuivez en direction de la zone du côlon transverse, dont vous suivrez le parcours.
- Massez maintenant la zone du côlon transverse sur le pied droit, **7** puis passez sur le pied gauche et poursuivez avec la zone du côlon descendant en utilisant cette fois le pouce droit.
- Pour finir, massez la zone du rectum et de l'anus sur la face interne du pied, d'abord à droite, puis à gauche. **8**
- Les réactions douloureuses dans la zone de l'anus ne sont pas rares. En pareil cas, ayez recours à la manœuvre sédative. En cas d'hémorroïdes, elle provoque immédiatement la disparition des petites démangeaisons (hémorroïdes, page 88).
- Avant de passer aux zones suivantes, finissez le massage des organes digestifs par un effleurage doux de chaque pied (page 47).

5

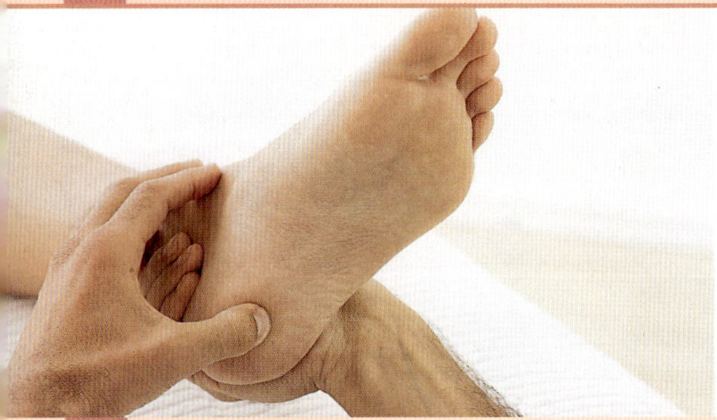

6

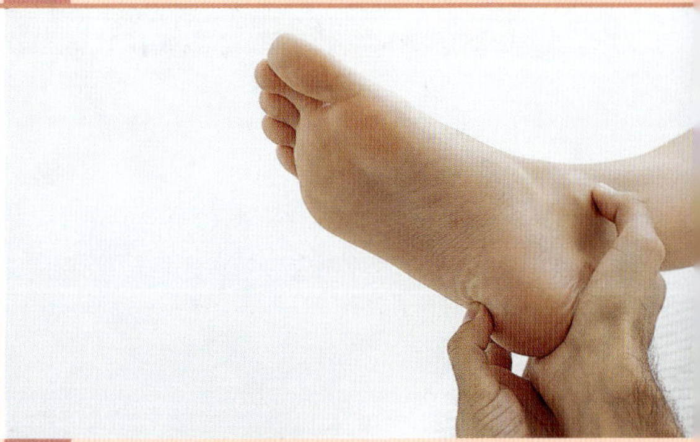

7

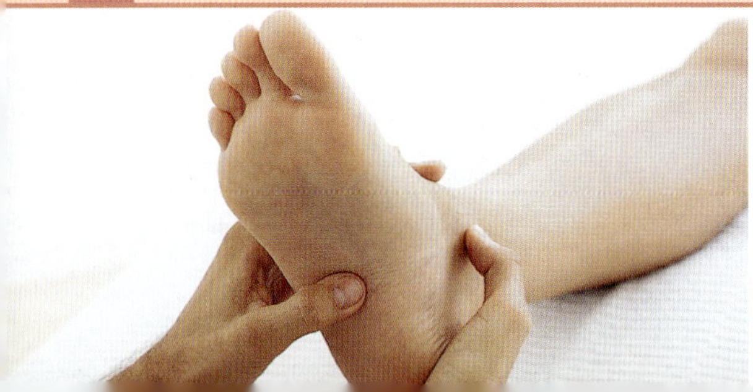

8

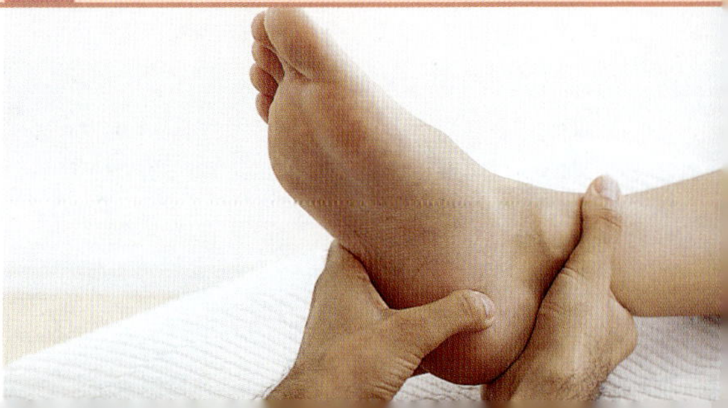

Zones des organes urinaires

Les zones réflexes des reins sont situées approximativement au centre de la voûte plantaire de chacun des deux pieds, à 1-1,5 cm en dessous de la zone du plexus solaire. La zone de l'uretère forme une bande qui s'étend du centre du pied jusqu'à son bord interne en longeant un tendon que l'on perçoit facilement au toucher lorsqu'on tend le gros orteil. **1** La zone de la vessie se trouve sur la face interne du pied, en avant du talon. Elle se reconnaît souvent facilement à son aspect légèrement matelassé. Juste derrière, en direction du talon, se trouve la zone des sphincters de la vessie. **2**

Attention :

- En cas de sables rénaux (ce que seul un diagnostic médical peut établir !), un massage légèrement stimulant peut favoriser leur élimination.
- En cas de calculs rénaux déjà formés ou de douleurs cuisantes dans cette zone, il est recommandé d'effectuer un massage sédatif.

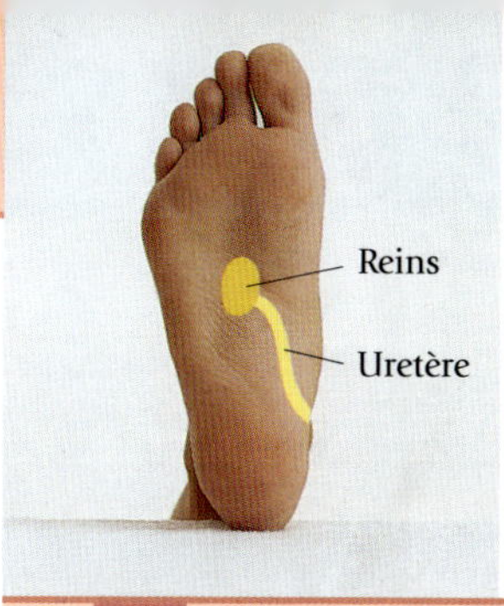

1

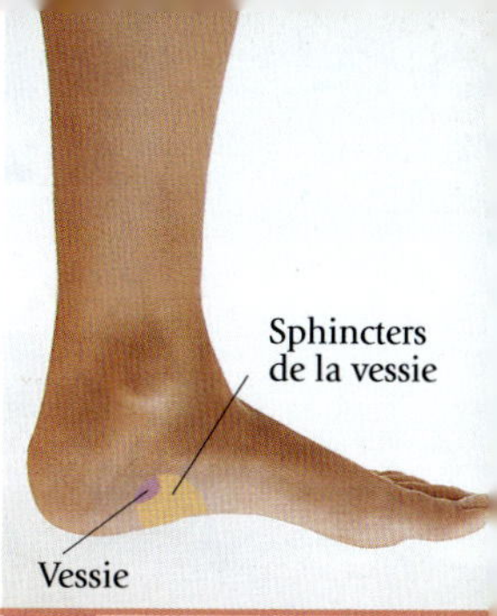

2

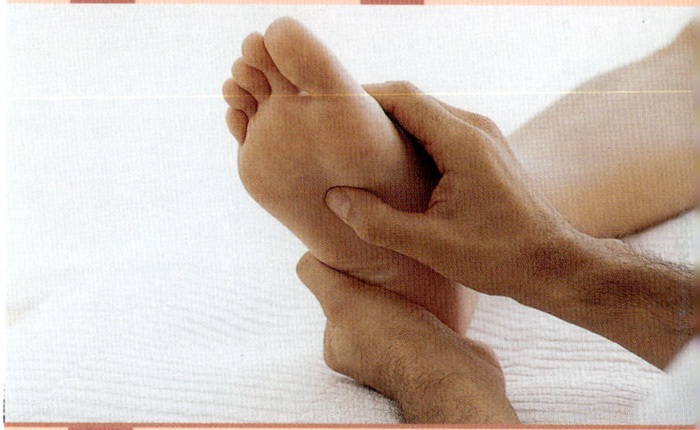
3

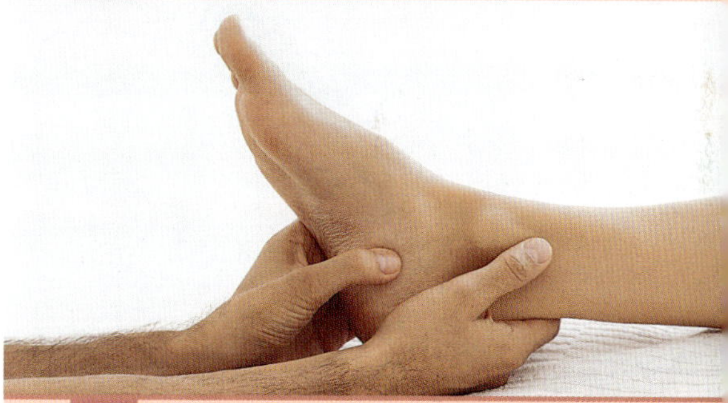
4

Le massage

- Massez avec le pouce droit la zone des reins du pied droit, puis massez rythmiquement et doucement avec le pouce gauche la zone de l'uretère tout du long jusqu'à celle de la vessie. La main gauche soutient le pied. **3**
- Massez les zones de la vessie et des sphincters de la vessie en allant du rebord du pied en direction de la malléole. **4**
- Massez ensuite le pied gauche de la même façon et finissez par un effleurage doux de chaque pied (page 47).

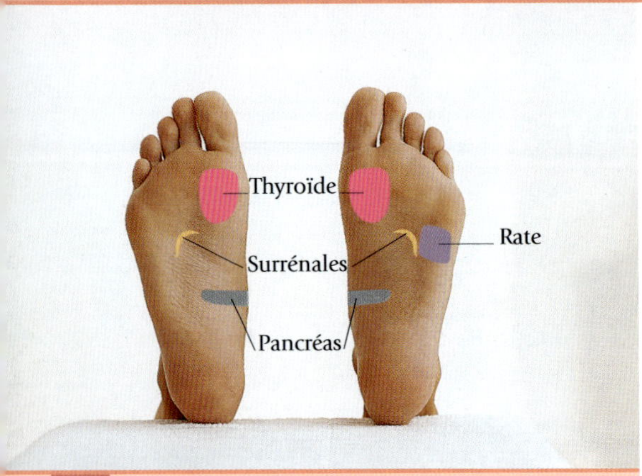

1

Zones des glandes endocrines et de la rate

La zone de l'hypophyse a déjà été décrite dans la partie consacrée au massage des zones de la tête (pages 53 et suivantes) et il est inutile de la masser de nouveau.
La zone de la thyroïde se confond plus ou moins avec la région de l'éminence de l'articulation basale du gros orteil.
La zone du pancréas se trouve entre la zone du duodénum et celle du côlon transverse et s'étend approximativement jusqu'au milieu du pied. La zone réflexe des surrénales est tournée de biais vers l'extérieur et forme comme un croissant de lune au-dessus de la zone des reins.
La zone réflexe de la rate se trouve sur la plante du pied gauche, à peu près à l'endroit où se trouve, sur le pied droit, la zone de la vésicule biliaire (page 64). 1

Attention :

- Procédez à un massage sédatif de la zone de la glande thyroïde en cas d'hyperthyroïdie et à un massage activant en cas d'hypothyroïdie.
- En cas de réaction douloureuse lors du massage de la zone du pancréas, ayez recours à la manœuvre sédative.
- Le massage de la zone des glandes surrénales stimule le système immunitaire.
- Chez toute personne présentant des troubles d'origine allergiques (tels que rhume des foins ou asthme), il est recommandé de faire un massage activant prolongé de la zone des surrénales.
- Pour prévenir les allergies saisonnières (allergies au pollen, aux graminées) procédez régulièrement dans les deux mois qui précèdent le début prévisible des réactions allergiques à un massage de la zone des surrénales et à la manœuvre relaxante portant sur la zone du plexus solaire (page 63).
- Si le receveur est diabétique, abstenez-vous de lui masser la zone du pancréas. Si toutefois le diagnostic médical n'indique que des troubles fonctionnels légers du pancréas, un massage légèrement stimulant peut favoriser le processus d'autorégulation.

Le massage

- Massez la zone de la thyroïde sur le pied droit par de petits mouvements rythmiques du pouce droit. Allez du milieu

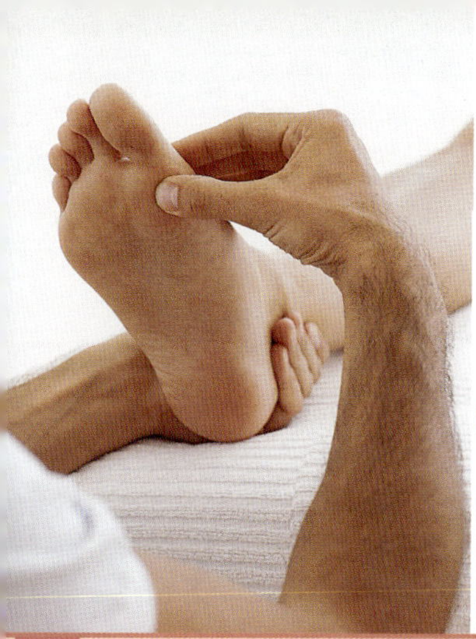

2

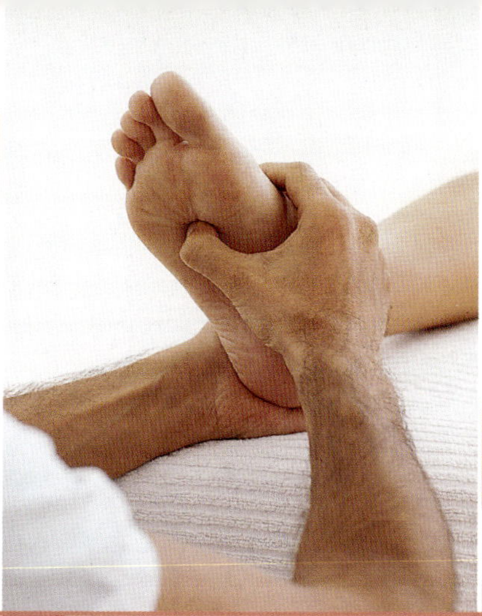

3

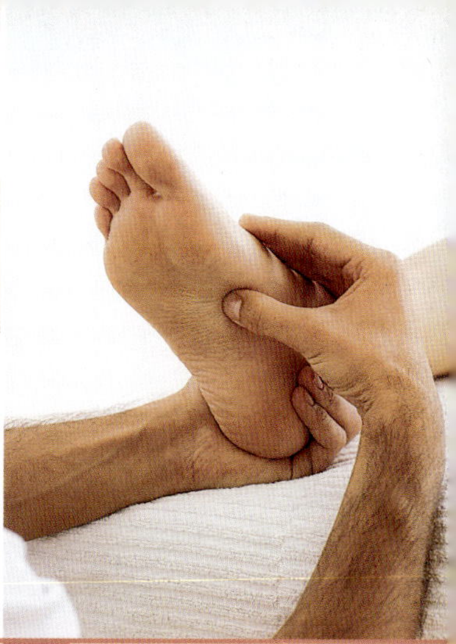

4

du pied en direction de l'articulation basale du gros orteil en passant par l'éminence. 2

- Massez ensuite la même zone sur le pied gauche en inversant la main de travail et celle de support.
- Pour trouver la zone réflexe des surrénales, posez la pulpe du pouce sur la zone du rein (page 67) et faites-la pivoter en direction du petit orteil. L'arc en forme de croissant de lune qui entoure l'ongle de votre pouce indique approximativement l'emplacement de la zone des surrénales. Massez cette zone pendant environ trente secondes. 3
- Travaillez cette petite zone avec des mouvements rythmiques d'abord sur le pied droit, puis sur le pied gauche.
- Retournez maintenant aux zones réflexes du pied droit et massez doucement et de façon rythmique la zone du pancréas avec le pouce de la main droite en partant du milieu du pied. 4
- Massez tout de suite après la même zone sur le pied gauche avec le pouce de la main gauche.
- Dans le massage de la zone réflexe de la rate, la main gauche sert de nouveau de main de support, tandis que le pouce de la main droite masse le pied gauche en allant de son bord externe, en dessous de l'articulation basale du petit orteil, jusqu'au milieu du pied. 5 En cas de fatigue du pouce droit, vous pouvez poursuivre la manœuvre en inversant les mains et continuer avec le pouce gauche.
- Avant de passer aux zones suivantes, finissez par un effleurage doux de chaque pied (page 47).

5

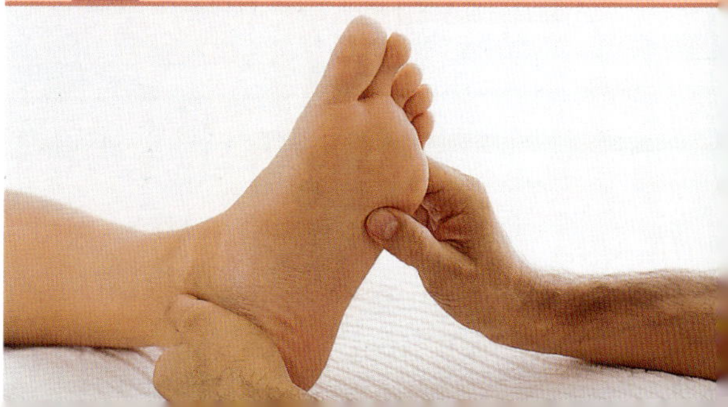

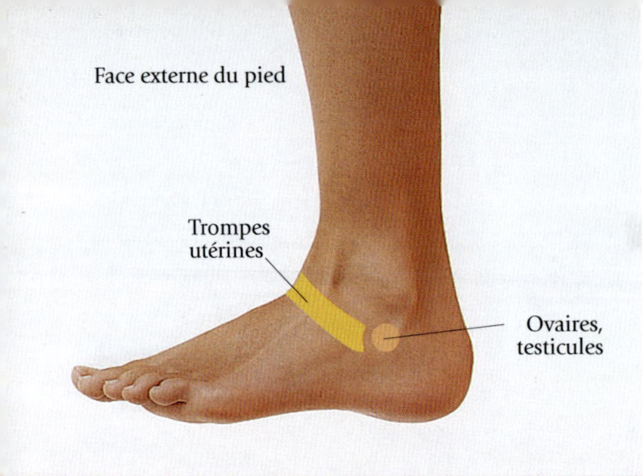

1

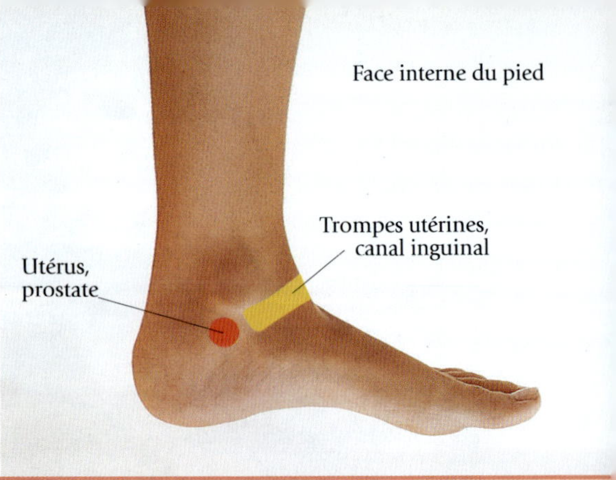

2

Zones des organes pelviens

Les zones réflexes des organes pelviens se trouvent sur le pied droit comme sur le pied gauche.

Les zones réflexes des ovaires chez la femme et des testicules chez l'homme sont situées sur la face externe du pied, juste en dessous de la malléole. 1

Au même endroit, mais sur la face interne, se trouvent les zones réflexes de l'utérus et de la prostate. 2

La bande qui relie ces deux zones sur chaque pied forme la zone des trompes utérines et du canal inguinal. 1 + 2

Les zones réflexes des organes pelviens se confondent en partie avec les zones lymphatiques de la cavité pelvienne, qui doivent être massées avec la plus grande précaution. Aussi est-il recommandé de procéder au massage des zones des organes pelviens avec beaucoup de doigté et de bien respecter le seuil de douleur lors du massage sédatif. Beaucoup de femmes souffrent, en outre, de blocages lymphatiques et de tuméfactions dans la région des malléoles et se montrent particulièrement sensibles à la pression lors du massage de ces zones.

Attention :

- Étant donné que, aussi bien chez l'homme que chez la femme, le stress, l'anxiété et l'énervement influent sur le fonctionnement des organes génitaux, le massage des zones réflexes peut, par son action relaxante et harmonisante, favoriser la résolution de la plupart des problèmes touchant cette région.
- Le massage activant de la zone de l'hypophyse (pages 53 et suivantes) associé à une activation un peu plus forte des zones des organes pelviens – maintenu jusqu'au rougissement de la région du pied concernée – peut influer positivement sur les anomalies du cycle menstruel. Massez environ deux jours avant la date d'ovulation et environ deux jours avant le début prévu des règles.
- En ce qui concerne les femmes qui souffrent de dysménorrhée (douleurs mens-

truelles), il est recommandé de procéder de la façon suivante : posez les deux pouces sur la région plantaire des talons et effleurez simultanément pendant environ trois minutes la région de la malléole externe, puis de la malléole interne avec les autres doigts.

- Pour les troubles menstruels généraux, reportez-vous à la page 94.

Le massage

- Commencez le massage des organes pelviens par la zone réflexe des ovaires ou des testicules, située en dessous de la malléole externe du pied droit. Longez ensuite avec le pouce gauche la zone des trompes utérines ou du canal inguinal jusqu'à la malléole interne en passant par le dos du pied. Répétez cette manœuvre plusieurs fois. 3
- Faites ensuite la même chose dans le sens inverse, en allant de la malléole interne vers la malléole externe et en massant cette fois avec le pouce droit.
- Procédez de même pour le pied gauche. Commencez sur la malléole externe avec le pouce droit et allez plusieurs fois en direction de la malléole interne, puis changez de direction et de main en partant de la malléole interne et en massant avec le pouce gauche. Faites cette opération quatre à six fois sur chaque pied. 4
- Ne perdez pas de vue que vous vous trouvez là à proximité immédiate des zones du système lymphatique (page 72). Il convient donc de procéder avec la plus grande douceur.
- Avant de passer aux zones suivantes, finissez par un effleurage doux de chaque pied (page 47).

3

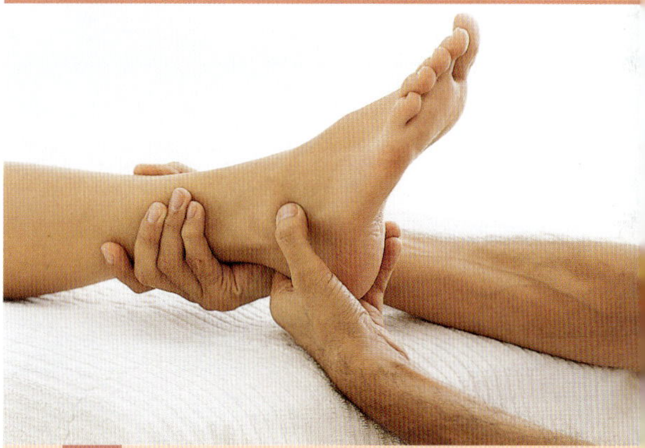

4

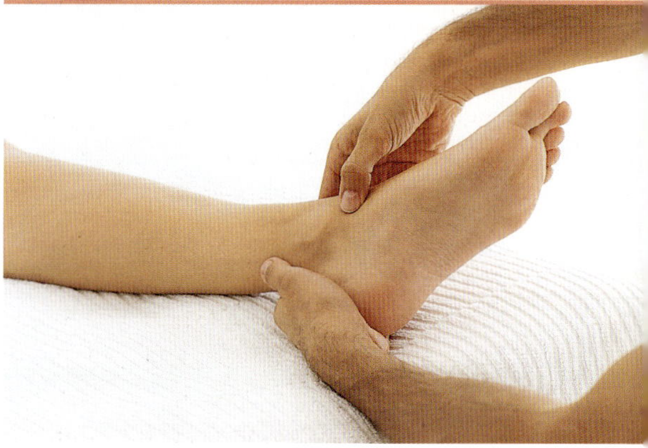

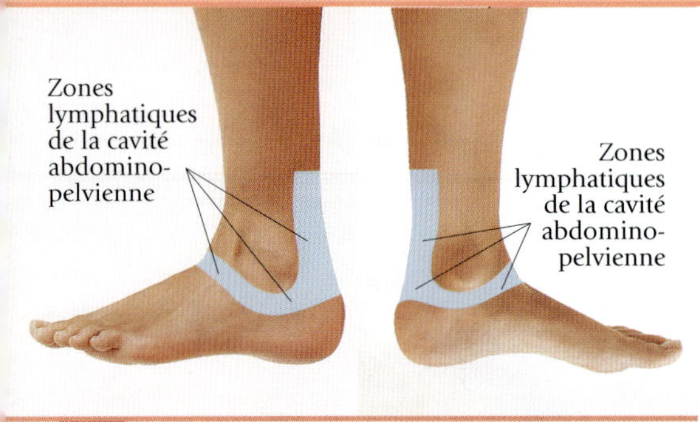

1

Zones lymphatiques de la cavité abdomino-pelvienne

Sur le pied droit comme sur le pied gauche, les zones lymphatiques de la cavité pelvienne forment une bande qui va de la malléole interne à la malléole externe et remonte sur la face postérieure de la jambe sur environ 20 cm. 1 Cette zone étant extrêmement sensible, le massage ne se fait pas ici par pressions du pouce, mais par effleurage superficiel.

Attention :

- Exécutez chaque geste lentement et avec la plus grande délicatesse possible. Comptez trois ou quatre minutes pour chaque pied. Ces effleurages superficiels ont un effet à la fois relaxant, libérateur et stimulant.

Le massage

- Commencez ici aussi à masser le pied droit et procédez de la manière suivante : posez les deux mains sur le milieu de la jambe, la main gauche sur la face externe et la droite sur la face interne. Faites en sorte que le contact des épidermes soit le plus étendu possible. Effleurez maintenant lentement et sans exercer de pression en descendant vers le talon. 2
- Passez avec les deux mains derrière les malléoles. Faites glisser le pouce et l'index au-dessus de la malléole et les autres doigts au-dessous. 3
- Longez doucement la zone réflexe du canal inguinal de part et d'autre jusqu'à ce que les bouts de vos doigts de la main droite et de la main gauche se rencontrent. 4
- Massez le pied gauche de la même façon.

2

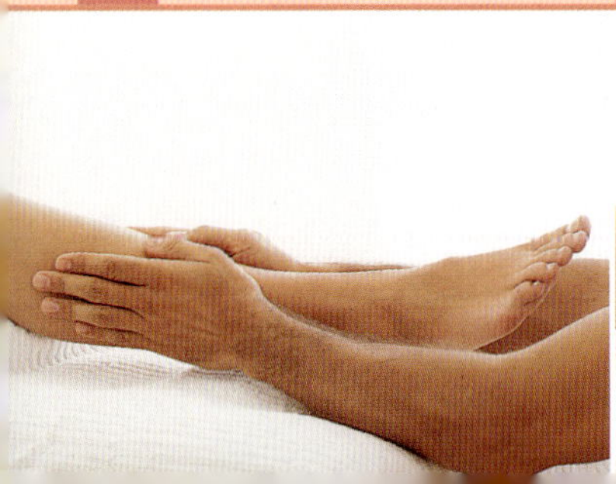

3

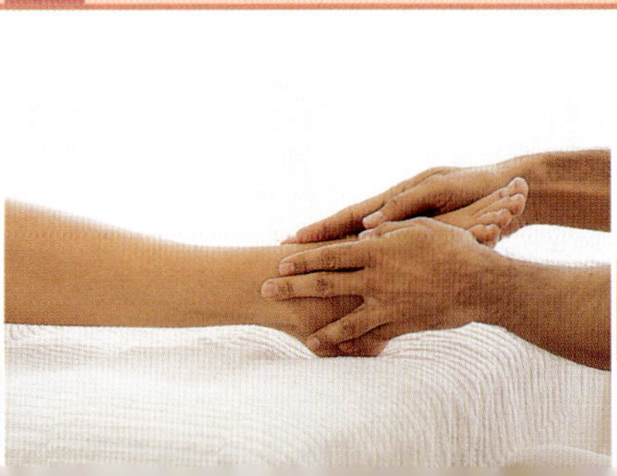

4

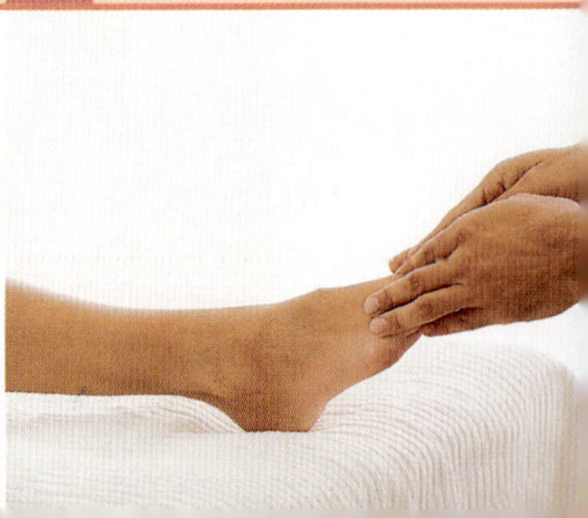

Finalisation douce du massage

- De façon un peu plus prolongée qu'entre le massage des différentes zones, effleurez maintenant chaque pied avec les deux mains en allant des orteils vers le mollet sur la face interne, et du mollet vers les orteils sur la face externe. 1
- Vous pouvez également vous placer debout à côté du massé et lui effleurer la jambe en allant alternativement avec une main de la malléole interne vers la cuisse en passant par le genou et avec l'autre de la cuisse vers la malléole externe. 2
- Commencez à droite et répétez l'opération environ 20 fois pour chaque pied. Pour une finalisation harmonieuse, vous pouvez effectuer une dernière fois la manœuvre relaxante portant sur la zone du plexus solaire (page 63).
- Une fois le massage complètement terminé, vous pouvez oindre les pieds du massé avec une crème de soin.

Il est recommandé au massé de rester encore un peu allongé. Un petit somme juste après le massage est très indiqué. Veillez dans ce cas à ce qu'il ne prenne pas froid pendant son sommeil. Il est d'ailleurs bon d'avoir à cet effet une couverture sous la main tout au long de la séance.

- Sitôt la séance terminée, procédez toujours à un nettoyage énergétique de vos mains : passez-les pour cela sous un robinet d'eau froide afin de vous libérer des éventuelles énergies déroutées (page 27). Secouez-les ensuite en direction du sol. Si vous voulez, vous pouvez également boire un verre d'eau fraîche.

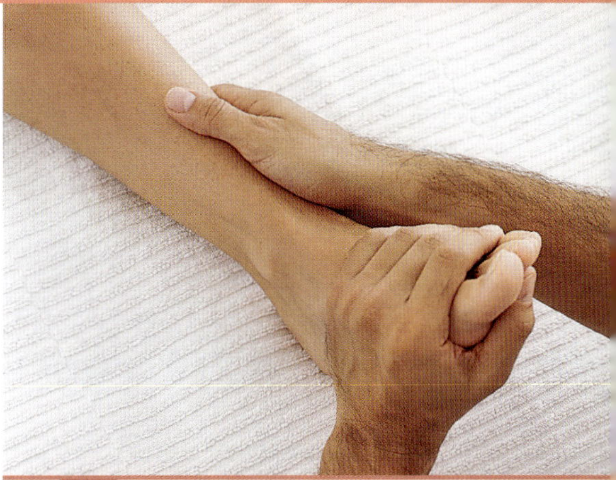

1

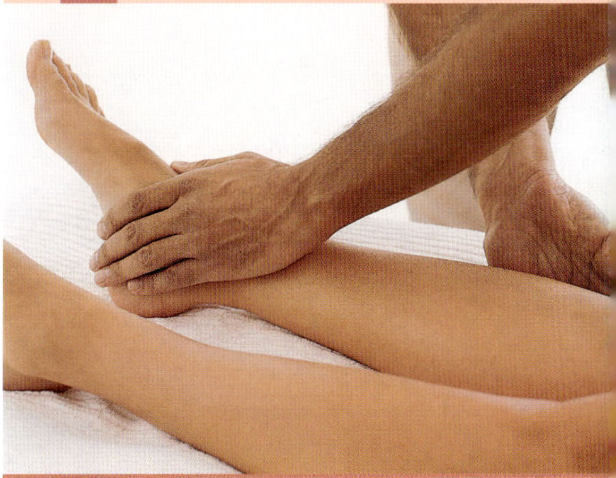

2

Le programme de relaxation en 15 minutes

Il peut arriver que vous n'ayez pas toujours suffisamment de temps pour masser toutes les zones réflexes. En pareil cas, je vous conseillerais de vous limiter à un petit programme composé de manœuvres spéciales qui vous permettront de vous relaxer et de rétablir l'équilibre essentiel à votre santé et votre bien-être, entre tension et relâchement. Ce programme peut être exécuté à tout moment de la journée, dès que vous ressentez le besoin de « décompresser » et de « faire le vide ».

Relaxation en un rien de temps

Ce programme de relaxation agit rapidement et en profondeur. Il ne nécessite que 15 à 20 minutes. Il n'est donc pas toujours indispensable de faire un massage des zones réflexes complet pour obtenir des effets bénéfiques. Vous pourrez par exemple y avoir recours sur vous-même ou sur un tiers après une journée de travail éreintante. Exécutez les cinq manœuvres décrites ci-après selon la procédure indiquée. Après quelques minutes seulement, vous sentirez déjà la tension diminuer et le calme et le relâchement se répandre dans tout votre corps.

1

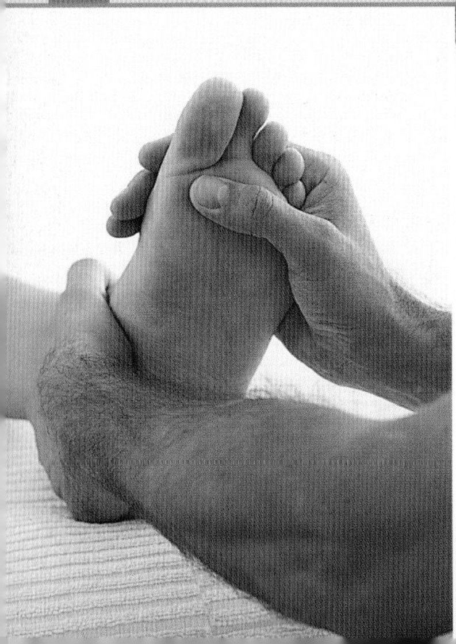

2

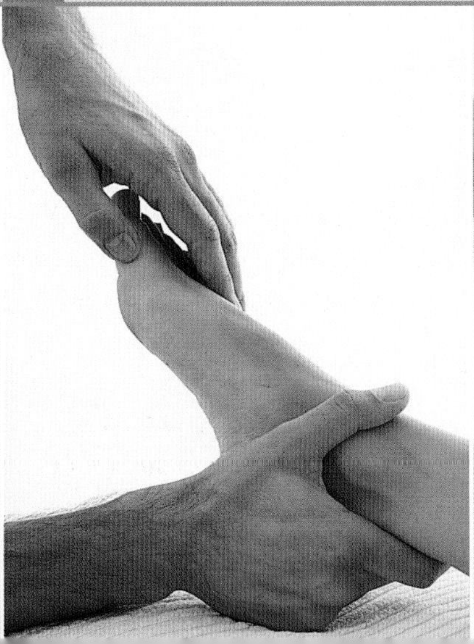

3

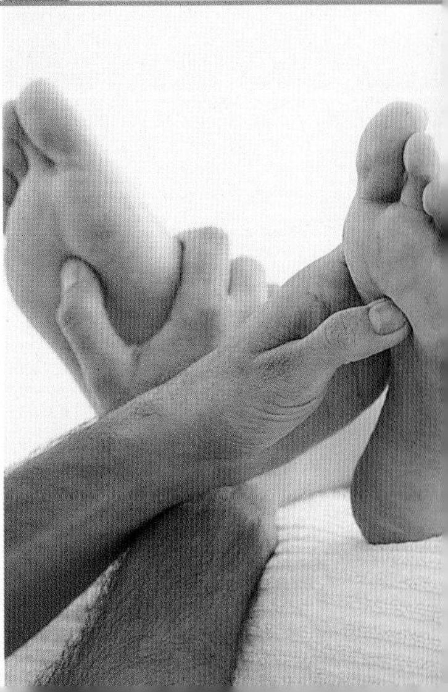

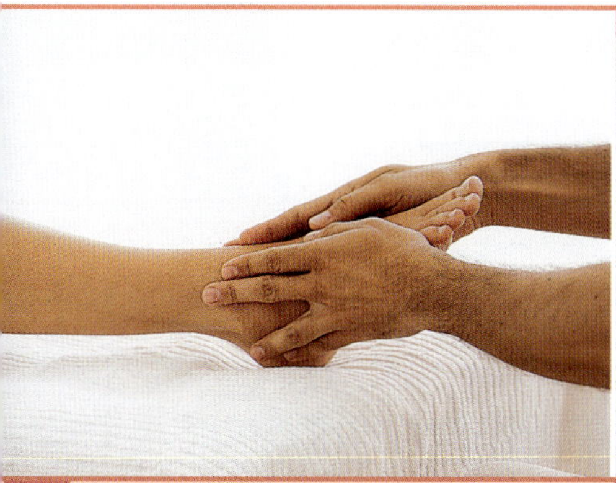

4

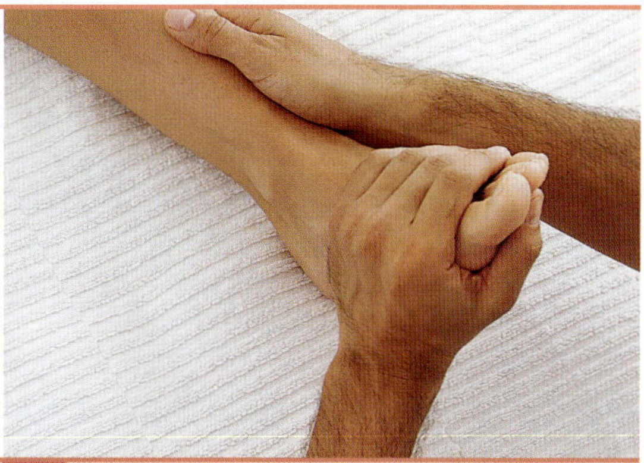

5

Sachez vous rendre disponible pour le massage

Pour que le massage soit bénéfique, c'est-à-dire relaxant et équilibrant tout à la fois, il faut que les mains du masseur ressentent profondément les pieds du massé, ce qui exige calme et concentration. Avant même de vous lancer dans ce petit programme, il est donc indispensable que vous vous rendiez entièrement disponible pour accomplir sur vous-même ou sur un tiers ces gestes simples et bienfaisants.

- Établir le contact avec les pieds : commencez le massage en vous familiarisant avec les pieds ; sentez la température de la peau et les tensions dans les tissus. Cherchez à décontracter par des gestes tout en douceur (voir aussi page 46). 1
- Massage des zones réflexes de la colonne vertébrale : massez doucement la zone de la colonne vertébrale pendant environ 4 ou 5 minutes en commençant par le pied droit et en terminant par le gauche (voir pages 51 et suivantes). 2
- Massage des zones réflexes du plexus solaire : passez à la manœuvre relaxante portant sur la zone du plexus solaire ; massez là aussi pendant 4 ou 5 minutes en commençant par le pied droit (voir page 63). 3
- Massage des zones lymphatiques de la cavité pelvienne : effleurez ensuite doucement plusieurs fois les zones lymphatiques de la cavité pelvienne ; commencez là aussi par le pied droit et consacrez à la manœuvre au moins cinq minutes (voir aussi page 72). 4
- Effleurage final : les effleurages harmonisants, sans lesquels une séance de massage des zones réflexes ne saurait être considérée comme terminée (voir page 47), constituent la dernière étape de ce petit programme de relaxation. 5

INFO

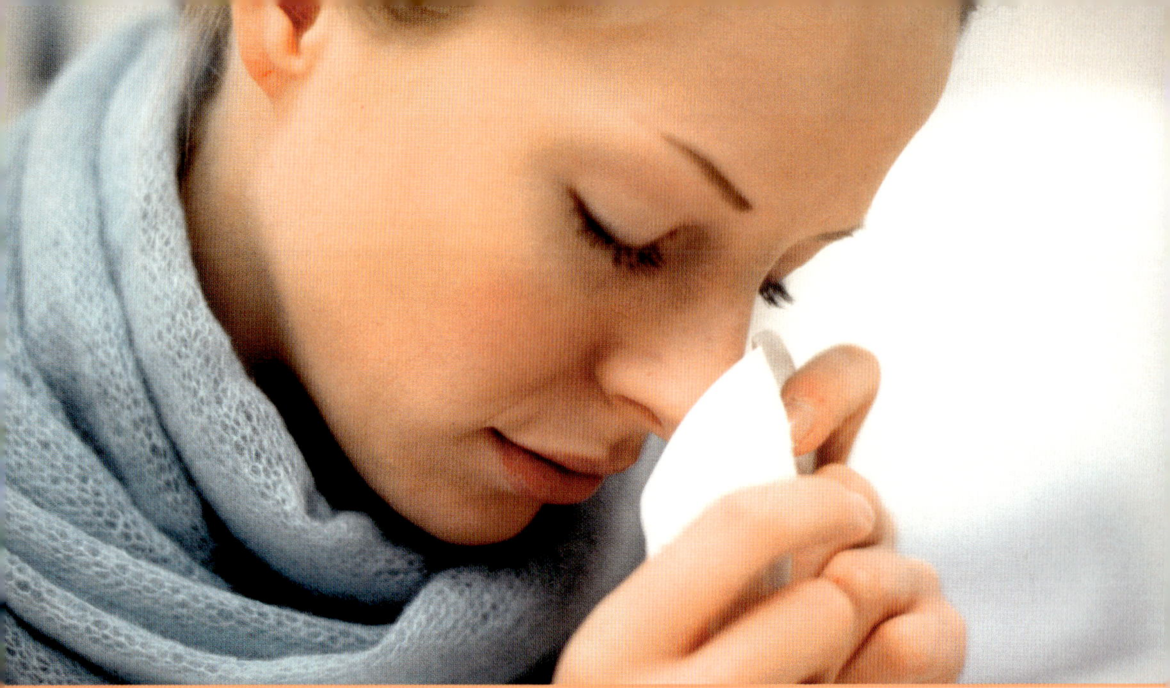

Soulager les maux courants

Vous trouverez dans ce chapitre des indications concises quant à la façon de manipuler les zones réflexes en fonction de différents troubles bénins. Avant toute chose, familiarisez-vous avec les règles de massage spécifiques à chaque zone. En cas de doute sur la nature des troubles et la façon de vous y prendre, prenez conseil auprès d'un thérapeute expérimenté. Ayez bien présent à l'esprit qu'il ne s'agit ici en aucun cas de traiter des maladies, mais simplement d'activer les forces d'autoguérison de l'organisme.

Tous les troubles corporels ne se traduisent pas par des anomalies au niveau des zones réflexes, loin s'en faut. Ces dernières reflètent plutôt ce qui se passe d'un point de vue énergétique dans la région affectée, tandis que sur le site même ce sont les conséquences de la perturbation qui se font jour. Les instructions ci-après valent uniquement si les zones indiquées ne sont pas elles-mêmes perturbées.

À la moindre sensation douloureuse, il faut, bien entendu, basculer sur la manœuvre sédative (pages 43-44).

Allergies
(par exemple rhume des foins ou dermatite atopique)

Les allergies signifient que l'organisme n'est pas capable de réagir de manière adéquate et mesurée au contact avec certaines substances étrangères. En complément aux traitements médicaux, le massage des zones réflexes peut apporter un soulagement appréciable.

Comment procéder :

- Établissez le contact avec les pieds (pages 46-47).
- Massez délicatement les zones de la colonne vertébrale (pages 51-52) en utilisant la manœuvre activante. 1
- Massez la zone de l'hypophyse (pages 53 et suivantes), située sur le gros orteil, pendant environ une minute pour chaque pied. 2
- Massez un peu plus énergiquement la zone des surrénales (pages 68-69), pendant environ une minute pour chaque pied ; n'allez pas jusqu'au seuil de douleur. 2
- Massez la zone du plexus solaire (page 63) en utilisant la manœuvre relaxante. 3
- Terminez par l'effleurage final des pieds. Montez le long de la face interne et descendez le long de la face externe (page 47).

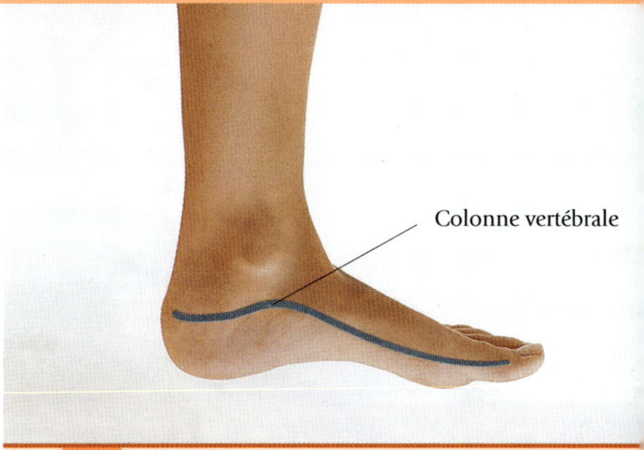

1

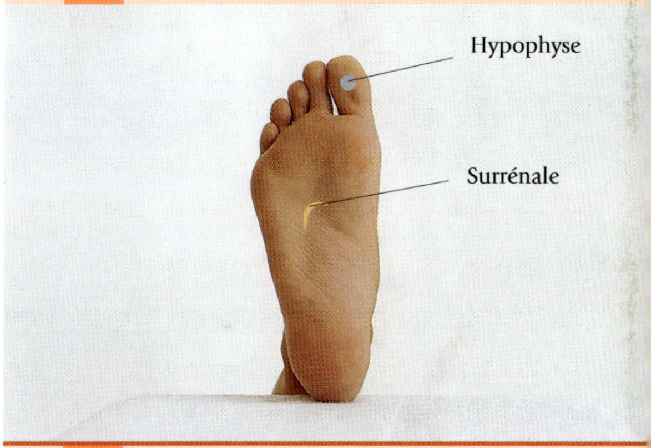

2

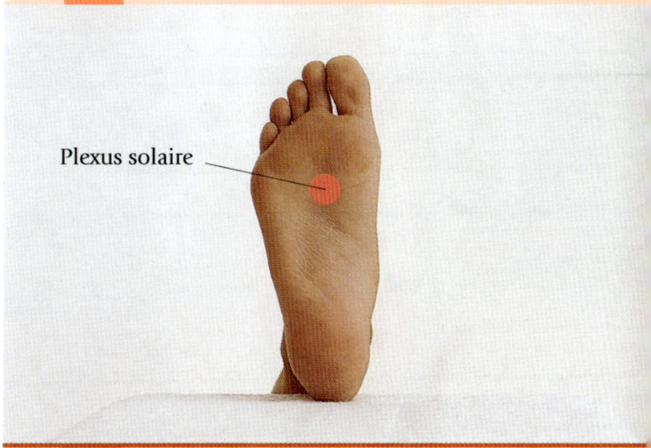

3

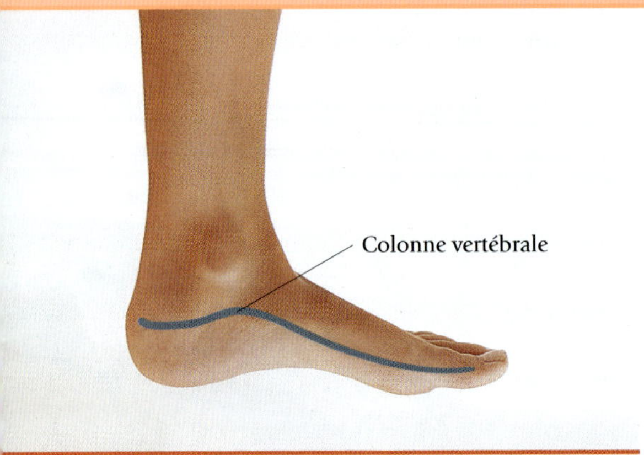

1

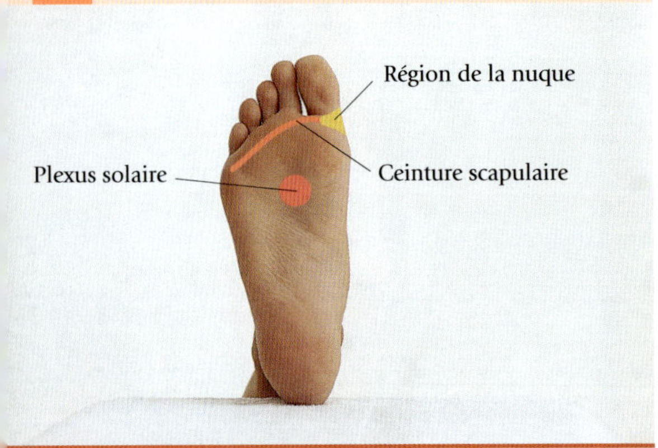

2

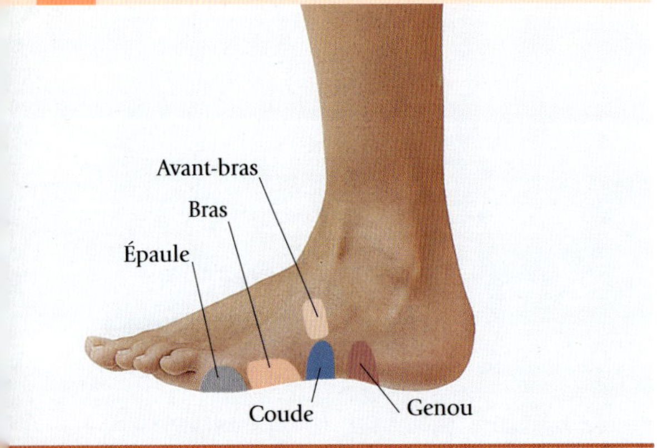

3

Articulations

Certaines disciplines sportives ou activités professionnelles impliquent une sollicitation unilatérale de certaines articulations. Il s'ensuit des irritations chroniques au niveau de l'apophyse des articulations concernées (l'exemple le plus courant étant le tennis-elbow). Le massage des zones réflexes peut soulager les douleurs et améliorer la mobilité.

Comment procéder :

- Établissez le contact avec les pieds (pages 46-47).
- Massez délicatement les zones de la colonne vertébrale (pages 51-52) en utilisant la manœuvre activante. 1
- Massez les zones de la ceinture scapulaire et de l'épaule (page 56) ainsi que les zones du coude, du bras, de l'avant-bras et du genou (page 58) en utilisant la manœuvre activante. Utilisez la manœuvre sédative sur les zones douloureuses et massez un peu plus longtemps. 2 + 3
- En cas de tensions dans les épaules et la nuque sans inflammation aiguë, massez les zones de la ceinture scapulaire côté plante (page 56) un peu plus longuement et intensément en utilisant la manœuvre activante. 2
- Massez ensuite la zone du plexus solaire (page 63) en utilisant la manœuvre relaxante. 2
- Terminez par l'effleurage final des pieds (page 47).

Asthme et troubles respiratoires

L'asthme se manifeste par un souffle court, des difficultés respiratoires survenant par accès, des expirations longues et complètes suivies d'inspirations courtes. Les influx apaisants produits par le massage des zones réflexes favorisent le relâchement des muscles bronchiques.

Comment procéder :

- Établissez le contact avec les pieds (pages 46-47).
- Massez délicatement les zones de la colonne vertébrale (pages 51-52) en utilisant la manœuvre activante. 1
- Massez ensuite les zones des bronches et des poumons (pages 59-60) en utilisant la manœuvre sédative. 2 + 3
- En cas de quinte de toux ou de crise d'asthme, prenez la zone de la trachée en pince (page 60). 2 + 3
- Massez ensuite la zone du plexus solaire (page 63) en utilisant la manœuvre relaxante. Appuyez légèrement sur l'inspiration et relâchez sur l'expiration. Cette manœuvre accentue l'effet relaxant du massage sur la région thoracique. 3
- Terminez par l'effleurage final des pieds. Montez le long de la face interne et descendez le long de la face externe (page 47).

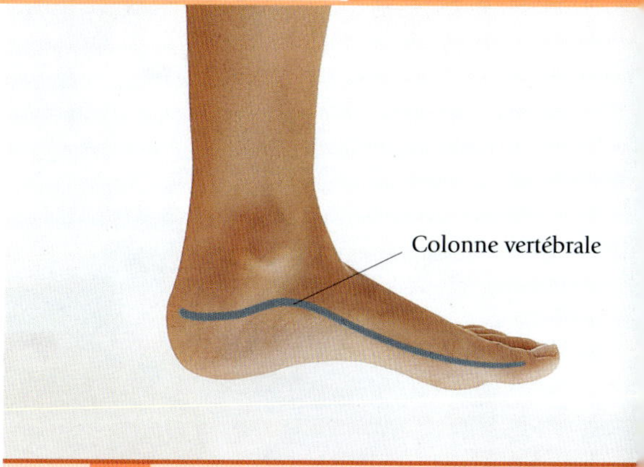

1

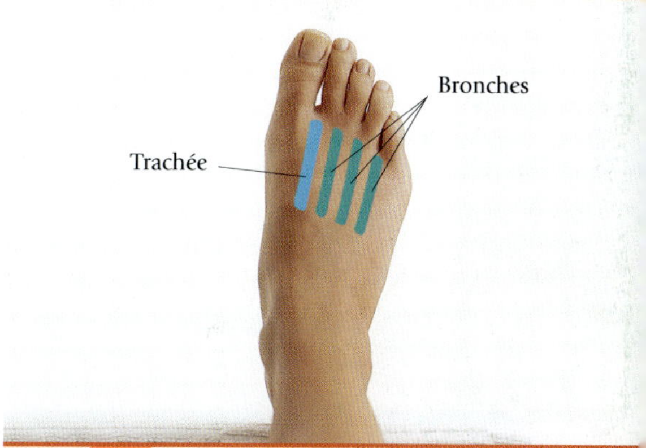

2

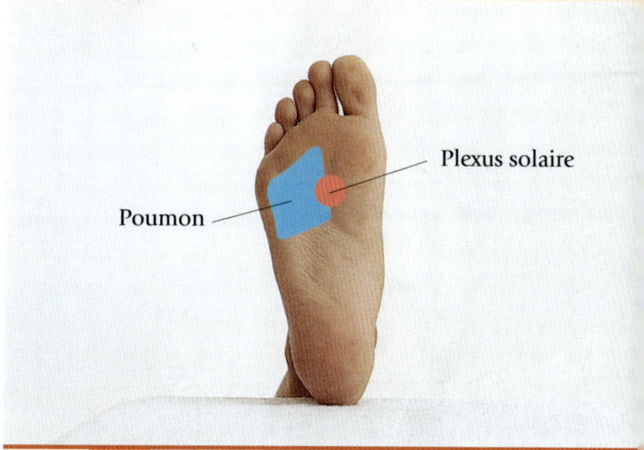

3

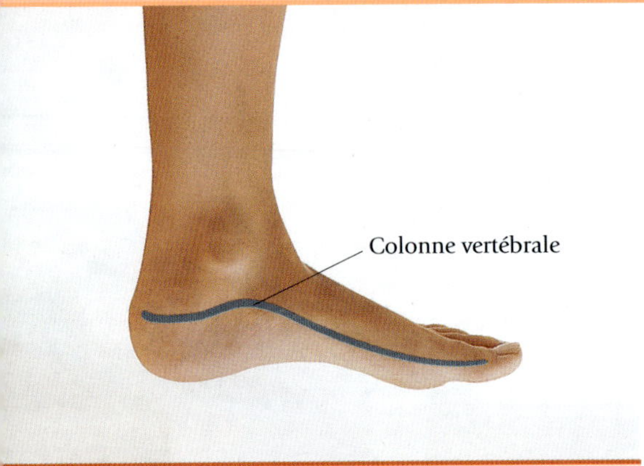

1

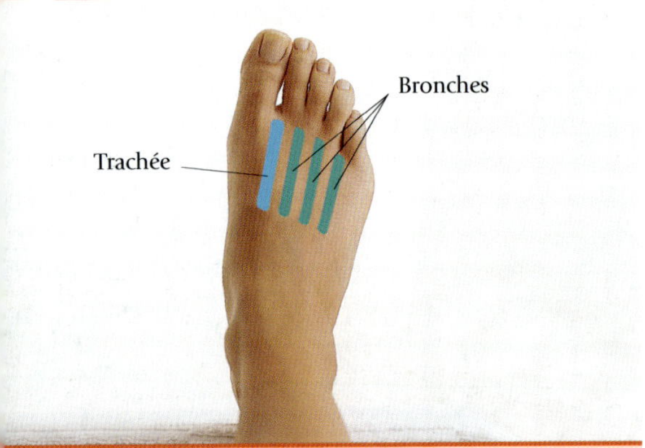

2

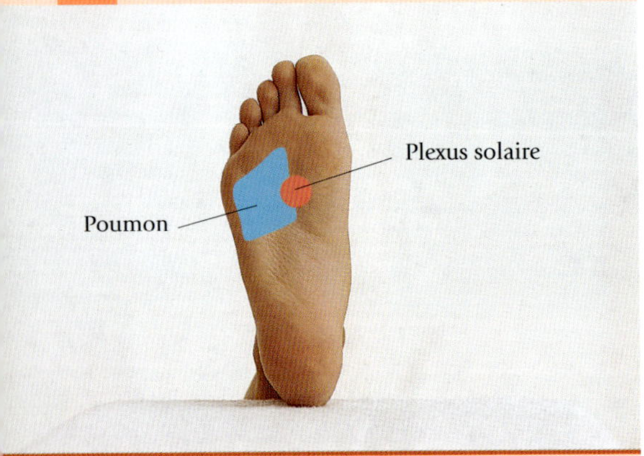

3

Bronchite

La bronchite est une inflammation des bronches. Elle survient souvent dans le cadre d'un refroidissement avec fièvre ou à la suite d'une infection des voies respiratoires supérieures. En début de bronchite, le massage activant des zones réflexes favorise le passage d'une toux sèche à une toux grasse. En cas de douleurs dans la poitrine, tenez-vous-en à la manœuvre sédative.

Comment procéder :

- Établissez le contact avec les pieds (pages 46-47).
- Massez délicatement les zones de la colonne vertébrale (pages 51-52) en utilisant la manœuvre activante. 1
- Massez les zones des bronches (chacun des trois espaces compris entre le 2e et le 5e métatarsien, pages 59-60) en utilisant la manœuvre sédative. 2
- En cas de d'irritation marquée attardez-vous sur la zone de la trachée (page 60) en utilisant la manœuvre sédative. 2
- Massez ensuite la zone du plexus solaire en utilisant la manœuvre relaxante. 3
- Terminez par l'effleurage final des pieds. Montez le long de la face interne et descendez le long de la face externe (page 47).

Céphalées et migraines

Les maux de tête sont souvent le signe d'autre chose. Le surmenage, la faim, le stress ou les tensions en sont les principaux facteurs déclenchants. Essayez de vous reposer, de vous détendre et de faire un peu d'exercice ! Le simple fait de manipuler les pieds peut rétablir l'équilibre énergétique entre la tête et le reste du corps. Si vous ne pouvez pas vous déchausser, rien ne vous empêche de masser les zones des voies lymphatiques supérieures situées sur les mains (page 109).

Comment procéder :

- Établissez le contact avec les pieds (pages 46-47).
- Massez délicatement les zones de la colonne vertébrale (pages 51-52) en utilisant la manœuvre activante. 1
- Masser les zones de la tête, en particulier la pulpe des orteils, en utilisant la manœuvre activante (pages 53 et suivantes). 2 + 3
- Massez ensuite les zones des voies lymphatiques supérieures au niveau des espaces interdigitaux en utilisant la pince pouce/index (page 57). 2 + 3
- Massez maintenant la zone du plexus solaire (page 63) en utilisant la manœuvre relaxante. Appuyez un peu plus fort sur l'inspiration et relâchez légèrement sur l'expiration (cf. page 78). 2
- Terminez par l'effleurage final des pieds (page 47).

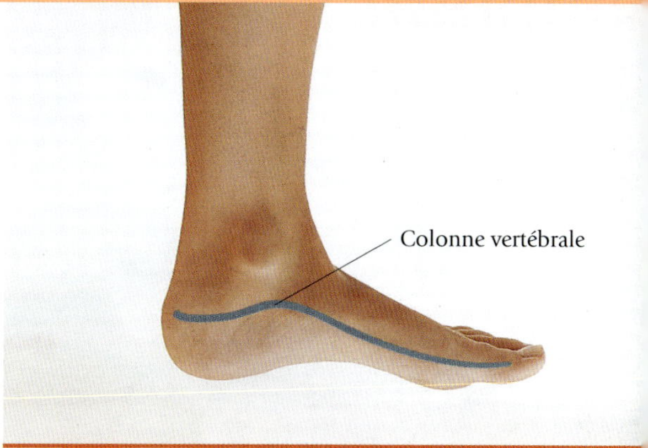

1

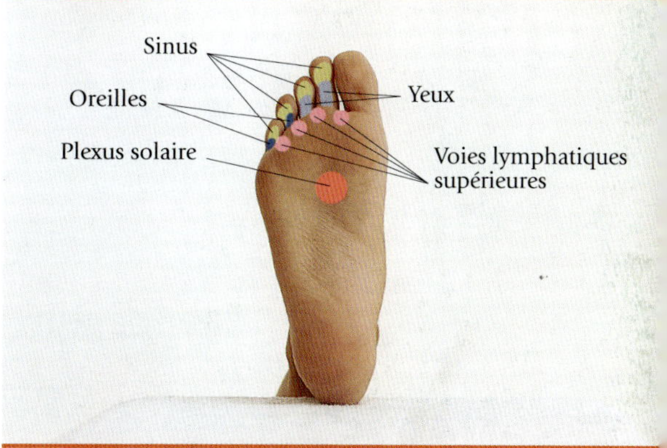

2

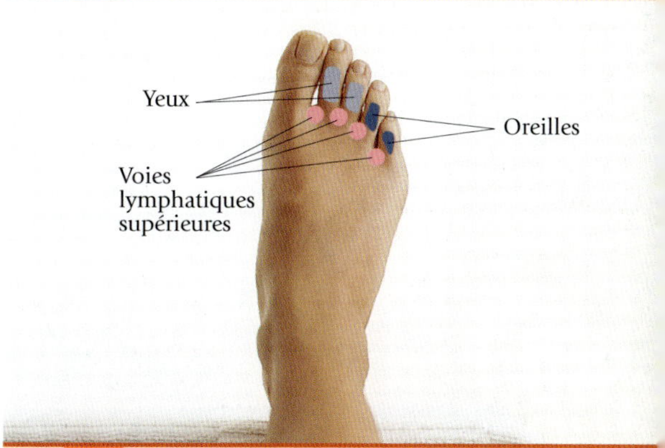

3

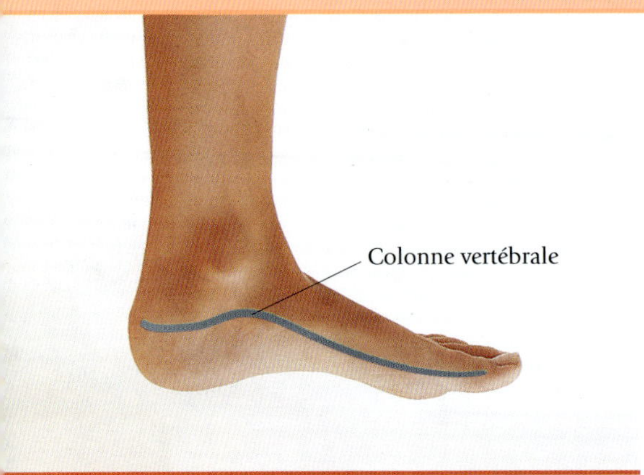

1

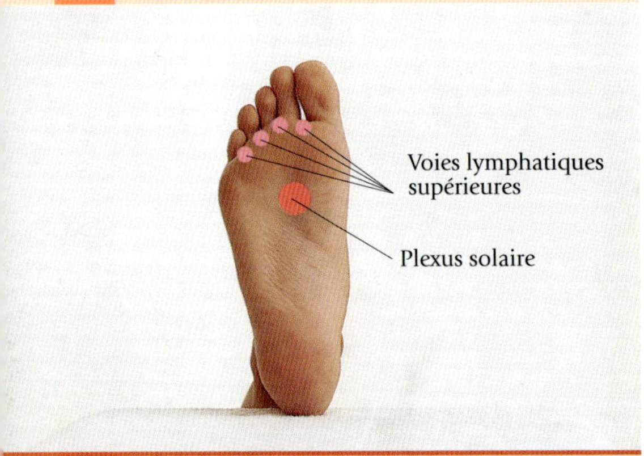

2

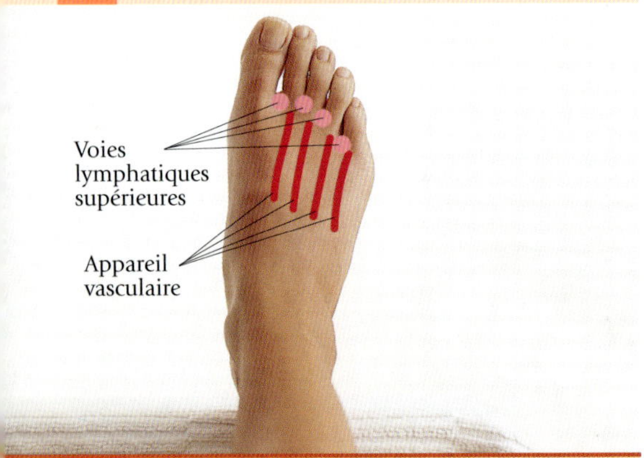

3

Circulation sanguine et tension artérielle

Les problèmes de tension nécessitent un examen médical ! L'hypertension a pour symptômes concomitants les maux de tête, les vertiges, les troubles du sommeil et l'irritabilité constante. En cas d'hypotension, beaucoup de gens se sentent abattus, sont très sensibles aux changements de temps et ont un besoin accru de sommeil. Administré régulièrement, le massage des zones réflexes stabilise la circulation sanguine et peut donc s'avérer utile en cas de pro-blèmes circulatoires. Mais attention, il est contre-indiqué en cas de maladie cardiovasculaire grave (page 31).

Comment procéder :

- Établissez le contact avec les pieds (pages 46-47).
- Massez délicatement les zones de la colonne vertébrale (pages 51-52) en utilisant la manœuvre activante. 1
- Massez les zones des voies lymphatiques supérieures en utilisant la pince pouce/index (page 57). 2 + 3
- Effleurez ensuite les espaces intermétatarsiens sur l'un et l'autre pied en allant du tarse jusqu'aux orteils (page 61). 3
- Massez ensuite la zone du plexus solaire (page 63) en utilisant la manœuvre relaxante. 2 + 3
- Terminez par l'effleurage final des pieds (page 47).

Concentration

Du matin au soir, nous sommes soumis à une multitude de stimuli qu'il nous faut classer et distinguer des signaux sans importance pour nous. Cela entraîne souvent un surmenage qui nous prive de notre énergie mentale et corporelle aux moments où nous en avons le plus besoin, d'où une difficulté de concentration. Le massage des zones réflexes soutient les mécanismes de régulation, favorise l'équilibre et facilite le repos.

Comment procéder :

- Établissez le contact avec les pieds (pages 46-47).
- Massez délicatement les zones de la colonne vertébrale (pages 51-52) en utilisant la manœuvre activante. 1
- Massez ensuite les zones de la tête sur les orteils (pages 53 et suivantes), en vous attardant sur la zone du cerveau, la zone de l'hypophyse et la pulpe des orteils. 2
- Massez la zone du plexus solaire (page 63) en utilisant la manœuvre relaxante. 2
- Effleurez les zones lymphatiques de la cavité abdomino-pelvienne (page 72). 1 + 3
- Terminez par l'effleurage final des pieds. Montez le long de la face interne et descendez le long de la face externe (page 47).

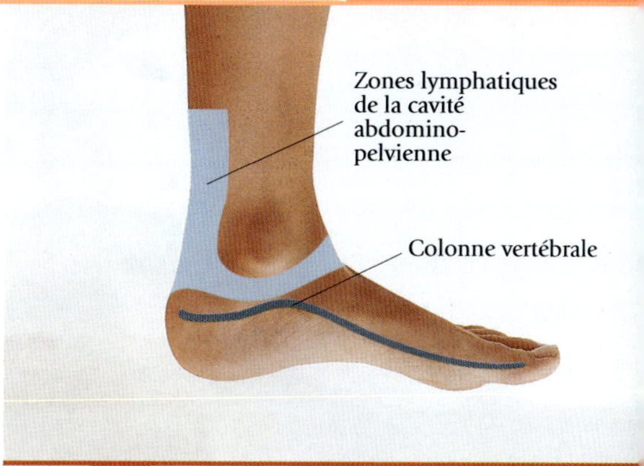

1

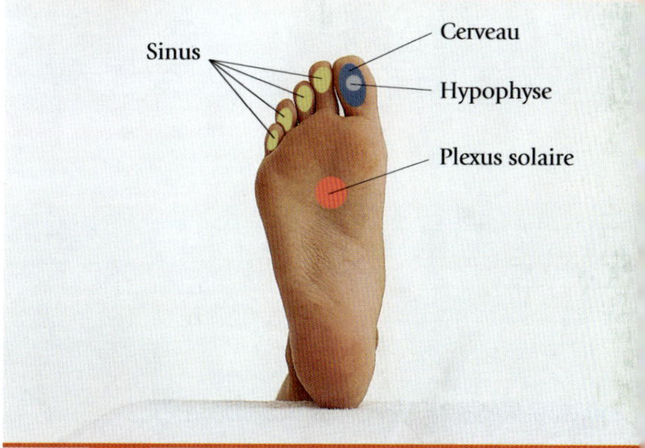

2

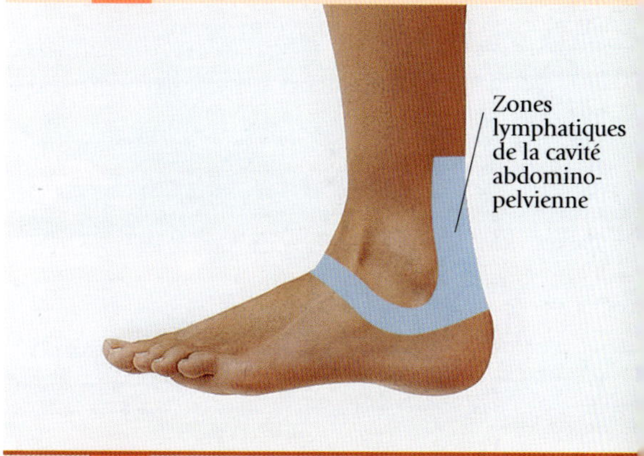

3

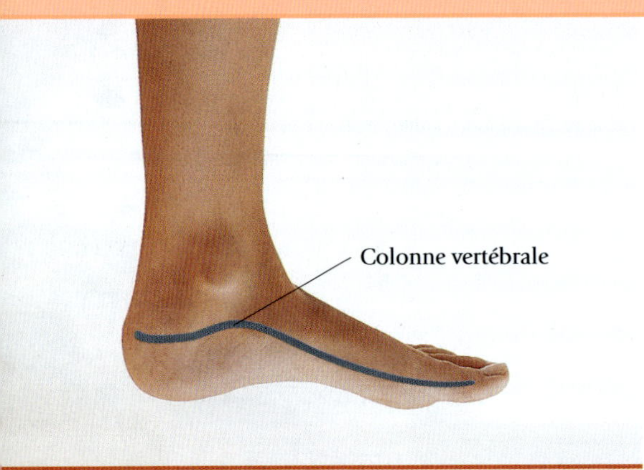

1

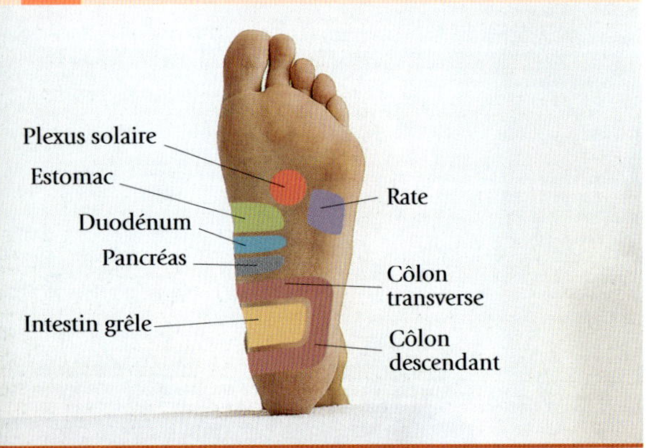

2

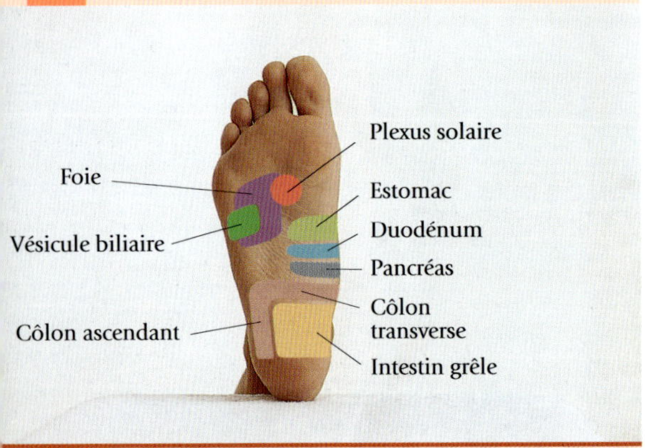

3

Digestion

Les mouvements péristaltiques de l'intestin, qui assurent la progression des matières fécales, ont besoin d'une stimulation extérieure. C'est l'une des raisons pour lesquelles il est si important de faire de l'exercice. Le massage activant des zones réflexes de l'intestin peut donc s'avérer très utile en cas de troubles digestifs chez les personnes qui ne peuvent pas se mouvoir. En cas de légère diarrhée (diarrhée d'élimination), on peut également recourir à la manœuvre activante, cela afin de favoriser la régénération des muqueuses intestinales. En revanche, si les diarrhées sont violentes, il convient de consulter un médecin au plus vite.

Comment procéder :

- Établissez le contact avec les pieds (pages 46-47).
- Massez délicatement les zones de la colonne vertébrale (pages 51-52) en utilisant la manœuvre activante. 1
- Massez toutes les zones de l'appareil digestif (pages 64-65) en utilisant la manœuvre activante. À chaque fois que vous rencontrez une zone sensible, basculez sur la manœuvre sédative. 2 + 3
- Massez ensuite la zone du plexus solaire (page 63) en utilisant la manœuvre relaxante. 2 + 3
- Terminez par l'effleurage final des pieds (page 47).

Estomac et intestins

Le stress, l'agitation et l'énervement retentissent souvent sur l'estomac ou le côlon. Certaines méthodes de relaxation, comme le training autogène ou le yoga, peuvent s'avérer très utiles pour combattre les troubles gastro-intestinaux liés au stress. C'est également le cas du massage des zones réflexes. Par son action harmonisante, il normalise les sécrétions gastriques et améliore le péristaltisme intestinal.

Comment procéder :

- Établissez le contact avec les pieds (pages 46-47).
- Massez délicatement les zones de la colonne vertébrale (pages 51-52) en utilisant la manœuvre activante. 1
- Massez toutes les zones de l'appareil digestif en utilisant la manœuvre activante et attardez-vous sur les zones des intestins (pages 64 et suivantes). À chaque fois que vous rencontrez une zone douloureuse, basculez sur la manœuvre sédative ! 2 + 3
- Massez ensuite la zone du plexus solaire (page 63) en utilisant la manœuvre relaxante. 2 + 3
- Effleurez les zones lymphatiques de la cavité abdomino-pelvienne (page 72). 1
- Terminez par l'effleurage final des pieds. Montez le long de la face interne et descendez le long de la face externe (page 47).

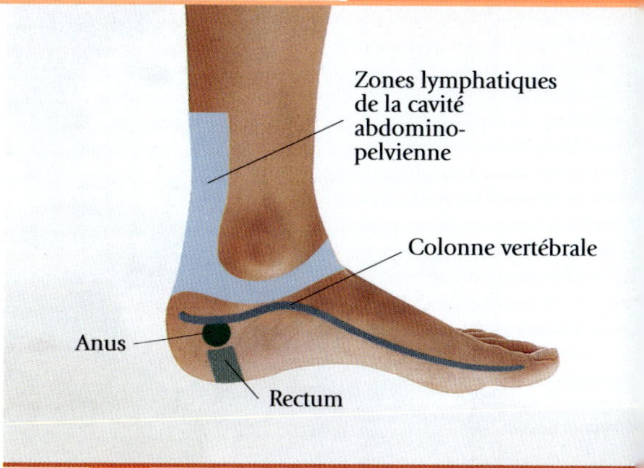

1

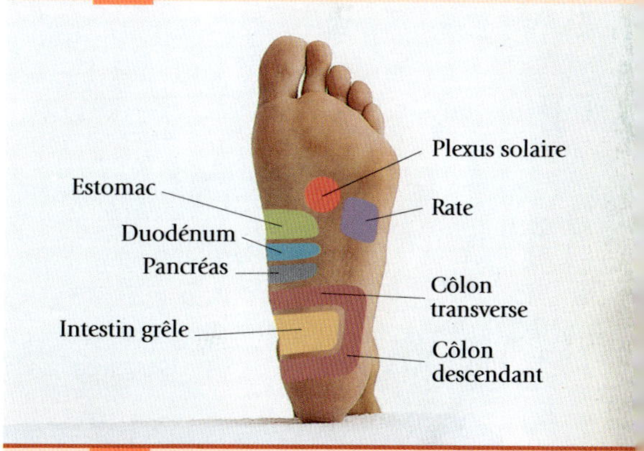

2

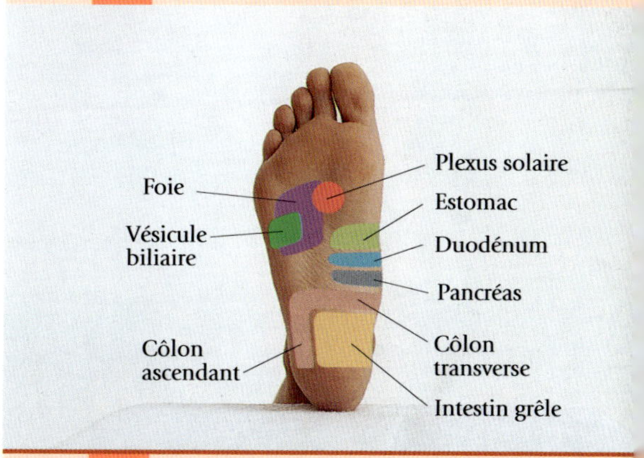

3

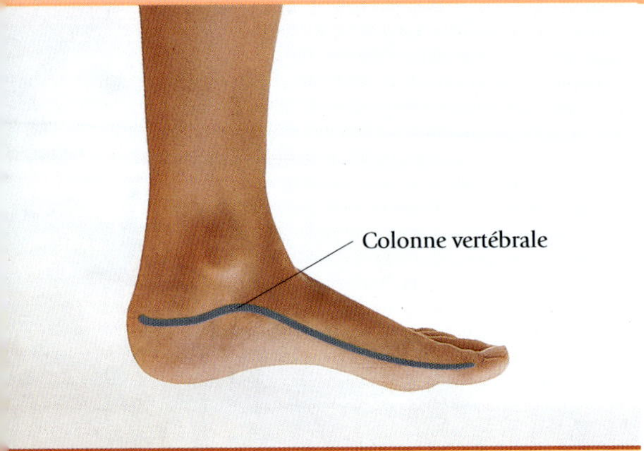

1

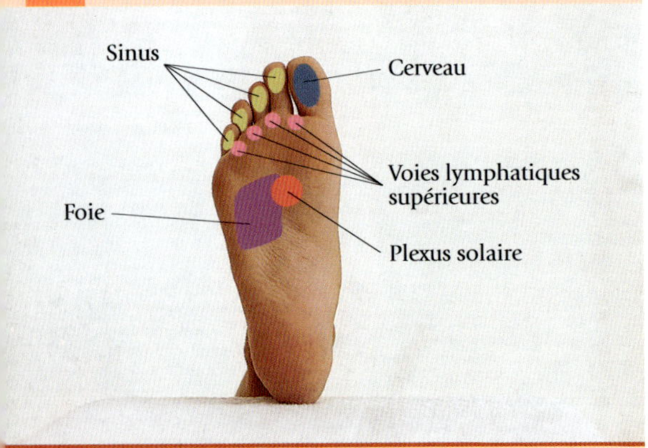

2

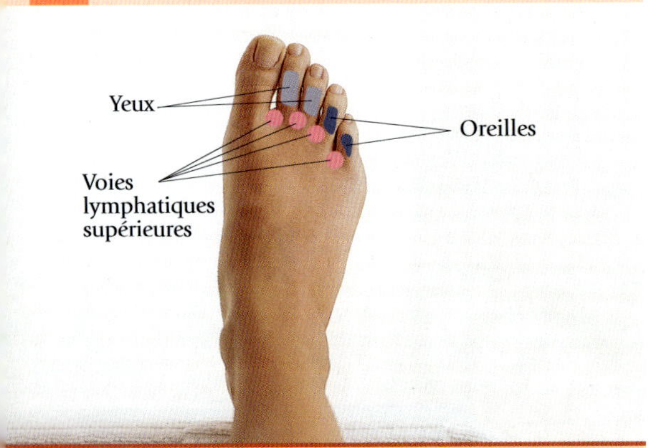

3

Fatigue et manque d'énergie

Beaucoup de gens ne savent plus prendre le temps de récupérer et de se régénérer. La course à la performance et le surmenage continuel dans la vie privée comme dans la vie professionnelle ne laissent pas indemne. Sans alternance rythmique entre tension et relâchement, il ne peut y avoir d'harmonie énergétique. Le massage des zones réflexes peut apporter sur le moment un regain d'énergie et, à plus long terme, aider à retrouver l'équilibre énergétique.

Comment procéder :

- Établissez le contact avec les pieds (pages 46-47).
- Massez délicatement les zones de la colonne vertébrale (pages 51-52) en utilisant la manœuvre activante. **1**
- Massez les zones de la tête en insistant sur la pulpe des orteils (pages 53-54). **2** + **3**
- Massez maintenant délicatement la zone du foie (pages 64-65) en utilisant la manœuvre activante. **3**
- Massez ensuite la zone du plexus solaire (page 63) en utilisant la manœuvre relaxante. **2**
- Terminez par l'effleurage final des pieds. Montez le long de la face interne et descendez le long de la face externe (page 47).

Gripppe et refroidissements

Les refroidissements et les infections grippales simples supposent généralement un approvisionnement insuffisant en énergie qui empêche momentanément l'organisme et le système immunitaire de compenser la baisse de température. En cas de suspicion de refroidissement, procédez à un massage complet des zones réflexes. En stimulant le système immunitaire, cette mesure peut empêcher la grippe de se déclarer. Il faut toutefois y renoncer en cas de fièvre (voir page 31) !

Comment procéder :

- Établissez le contact avec les pieds (pages 46-47).
- Massez délicatement les zones de la colonne vertébrale (pages 51-52) en utilisant la manœuvre activante. 1
- Massez les zones de la tête (pages 53 et suivantes) et les zones des voies respiratoires (bronches et poumons, pages 59-60) en utilisant la manœuvre activante. 2 + 3
- Massez délicatement et un peu plus longuement les zones des voies lymphatiques supérieures (page 57) en utilisant la manœuvre activante. 2 + 3
- Massez ensuite la zone du plexus solaire (page 63) en utilisant la manœuvre relaxante. 2
- Terminez par l'effleurage final des pieds (page 47).

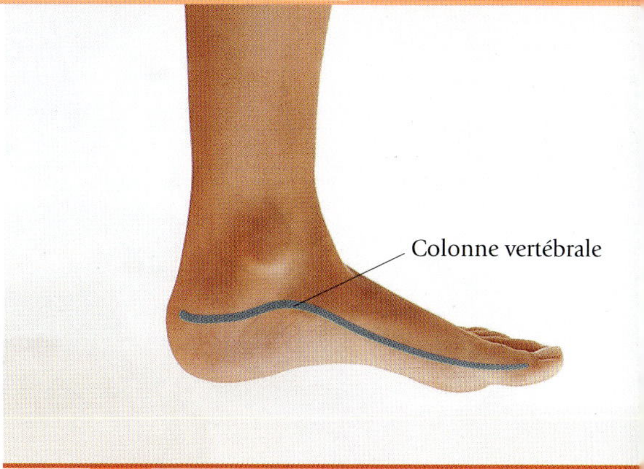

1

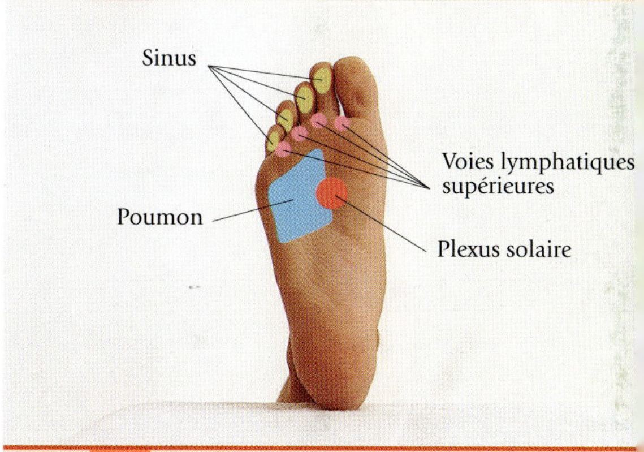

2

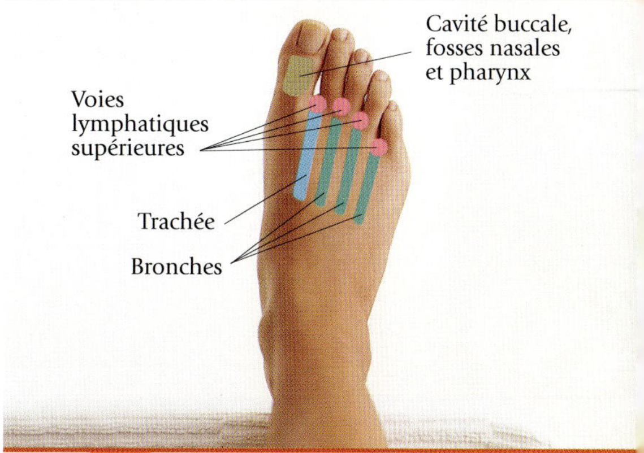

3

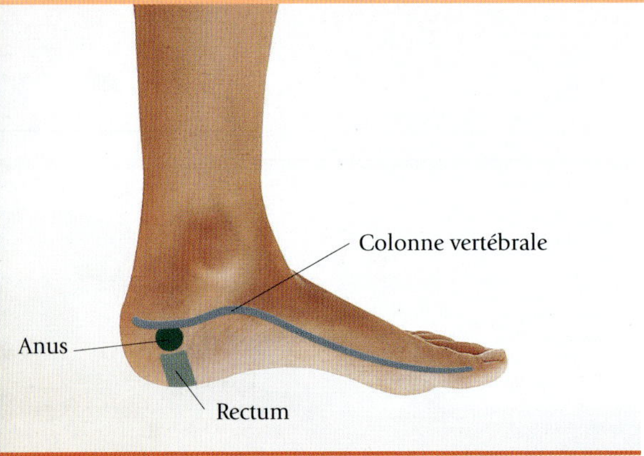

1

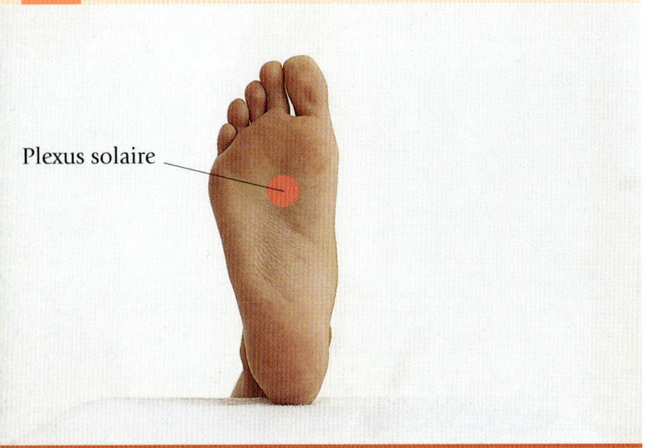

2

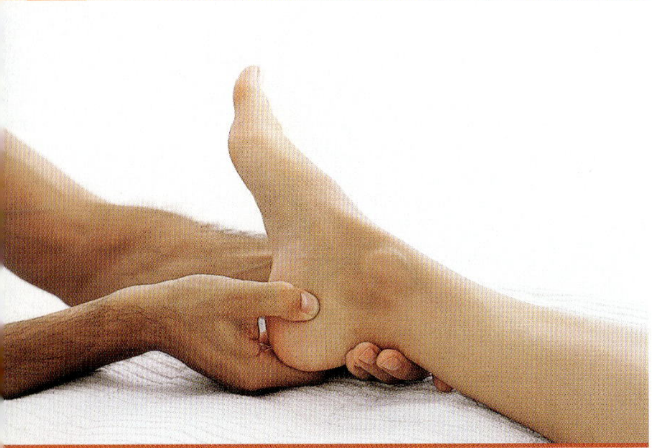

3

Hémorroïdes

Dans la région du rectum, la muqueuse intestinale forme des plis longitudinaux parcourus de veines. Une faiblesse du tissu conjonctif, une mauvaise alimentation et le manque d'exercice peuvent favoriser la formation de petites hernies au niveau des parois veineuses. Durant la grossesse, une pression accrue s'exerce sur le plancher pelvien, ce qui peut également être source d'hémorroïdes. Le massage sédatif de la zone de l'anus permet de soulager les picotements.

Comment procéder :

- Établissez le contact avec les pieds (pages 46-47).
- Massez délicatement les zones de la colonne vertébrale (pages 51-52) en utilisant la manœuvre activante. 1
- Massez les zones du rectum et de l'anus (pages 64 et suivantes) en utilisant la manœuvre de sédation ; attardez-vous sur la zone de l'anus, de préférence sur les deux pieds simultanément, en exerçant une pression constante. 1 + 3
- Massez ensuite la zone du plexus solaire (page 63) en utilisant la manœuvre relaxante. 2
- Terminez par l'effleurage final des pieds. Montez le long de la face interne et descendez le long de la face externe (page 47).

Lombalgies

Ces douleurs tiraillantes ressenties dans le bas du dos sont généralement dues à des claquages au niveau de l'insertion distale des muscles ou à des hernies discales lorsque celles-ci provoquent un pincement d'un rameau nerveux. Pour prévenir les conséquences des mouvements unilatéraux, faites des exercices correcteurs ciblés ! Le massage des zones réflexes lève le blocage et soulage les douleurs aiguës.

Comment procéder :

- Établissez le contact avec les pieds (pages 46-47).
- Massez délicatement les zones de la colonne vertébrale (pages 51-52) en utilisant la manœuvre activante. 1
- Massez les parties de la zone de la colonne vertébrale qui sont douloureuses en utilisant la manœuvre sédative. 1
- Attardez-vous sur les parties de la zone de la colonne vertébrale correspondant aux lombaires et au sacrum. 3
- Massez ensuite la zone du plexus solaire (page 63) en utilisant la manœuvre relaxante. 2
- Terminez par l'effleurage final des pieds. Montez le long de la face interne et descendez le long de la face externe (page 47).

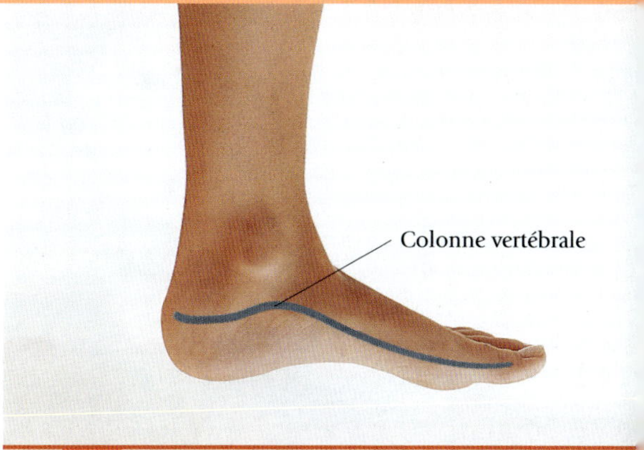

1

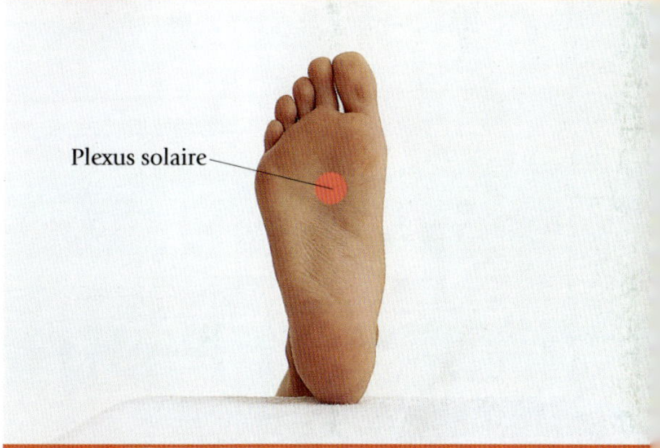

2

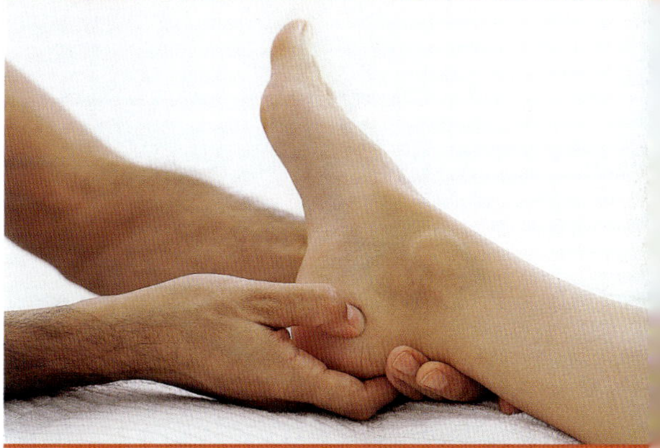

3

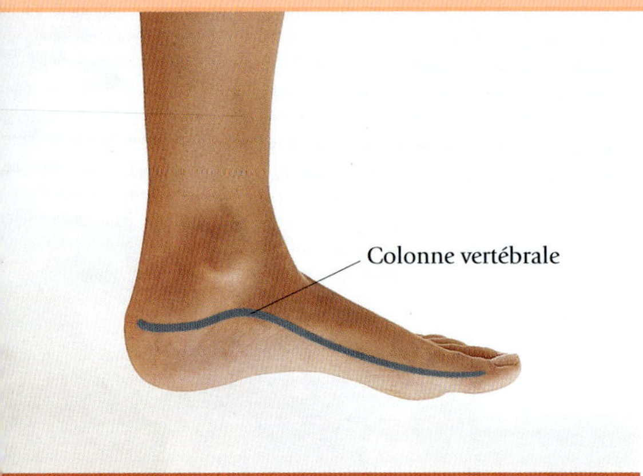

1

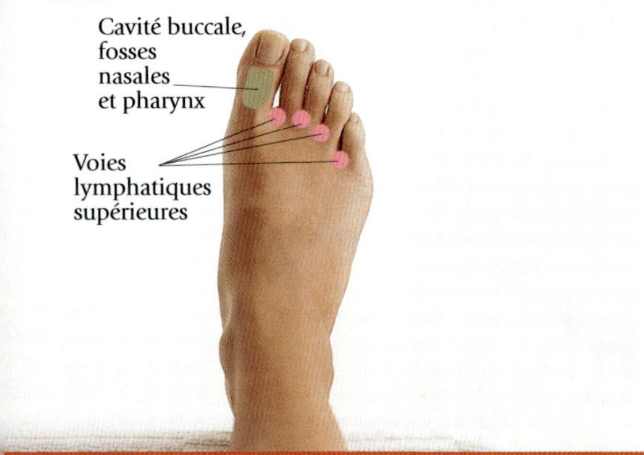

2

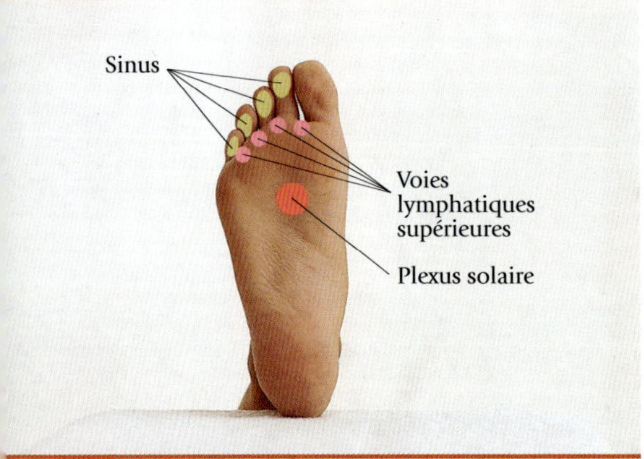

3

Maux de gorges et enrouement

Lorsqu'ils ne sont pas dus à une infection grippale ou à un refroidissement, les maux de gorge et l'enrouement peuvent avoir pour cause un malmenage vocal. Le simple fait de stimuler la circulation dans les muqueuses de la cavité buccale, des fosses nasales et du pharynx suffit souvent à faire disparaître les troubles.

Comment procéder :

- Établissez le contact avec les pieds (pages 46-47).
- Massez délicatement les zones de la colonne vertébrale (pages 51-52) en utilisant la manœuvre activante. 1
- Massez les zones de la cavité buccale, des fosses nasales et du pharynx (pages 53 et suivantes) en utilisant la manœuvre activante. 2
- Massez les zones des voies lymphatiques supérieures (page 57) en utilisant la manœuvre activante. 2 + 3

En cas de brûlures dans la gorge ou de déglutition douloureuse :

- Massez les zones de la cavité buccale, des fosses nasales et du pharynx en utilisant la manœuvre sédative ! 2
- Massez ensuite la zone du plexus solaire (page 63) en utilisant la manœuvre relaxante. 3
- Terminez par l'effleurage final des pieds (page 47).

Nuque et épaules

Les tensions dans la nuque et les épaules ont souvent pour origine des mauvaises postures (bureau, position assise, ordinateur) caractérisées par un port exagéré de la tête et des bras en avant. Dans ce cas, dès qu'on change de position, une douleur tiraillante est ressentie dans la région des épaules et s'étend la plupart du temps à plusieurs autres régions, qui sont alors sensibles au toucher. Un massage énergique de la zone de la ceinture scapulaire située sur la plante des pieds dissipe efficacement les tensions dans la région des épaules.

Comment procéder :

- Établissez le contact avec les pieds (pages 46-47).
- Massez délicatement les zones de la colonne vertébrale (pages 51-52) en utilisant la manœuvre activante. À chaque fois que vous rencontrez une zone douloureuse, basculez sur la manœuvre sédative. 1
- Massez délicatement la zone de la ceinture scapulaire située sur le dos des pieds en utilisant la manœuvre activante. 2 Passez ensuite à la zone située sur la plante des pieds en augmentant légèrement la pression (page 56). 3
- Massez ensuite la zone du plexus solaire (page 63) en utilisant la manœuvre relaxante. 2
- Terminez par l'effleurage final des pieds (page 47).

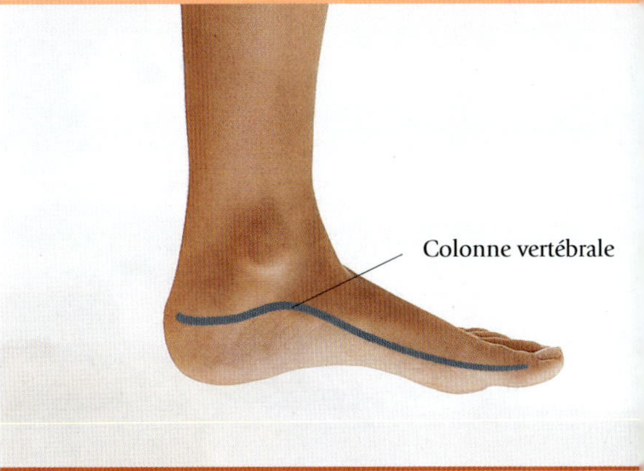

1

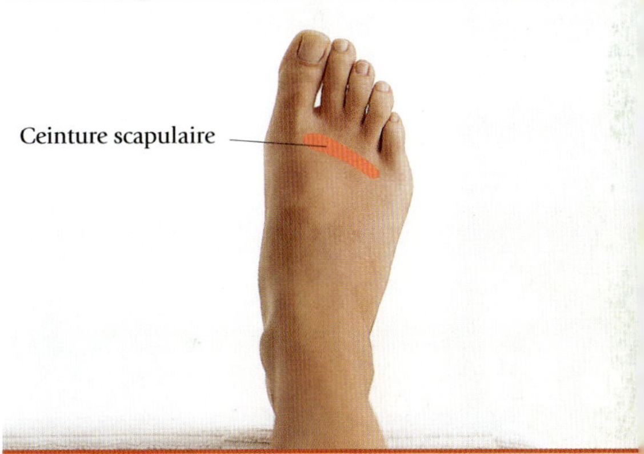

2

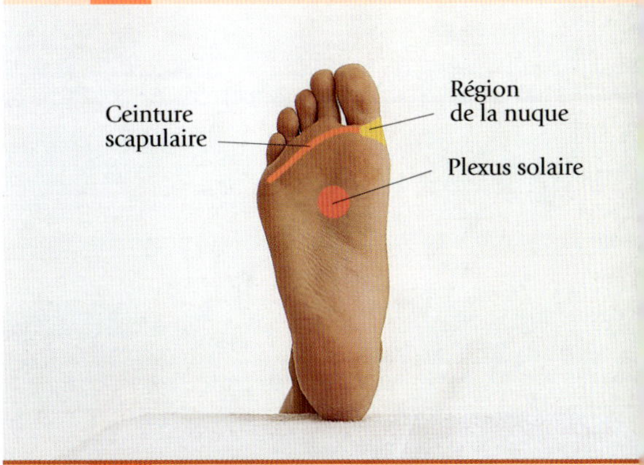

3

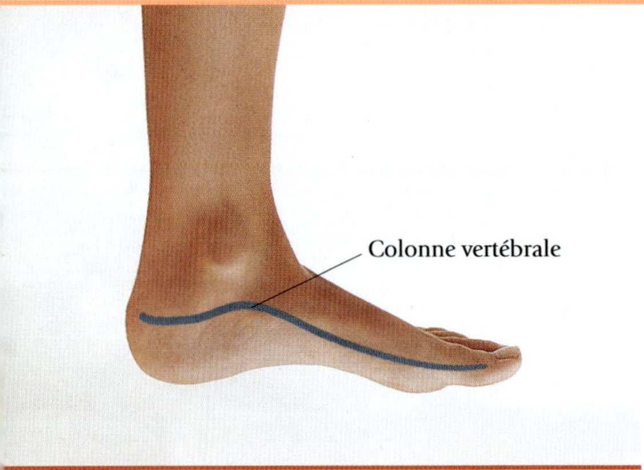

1

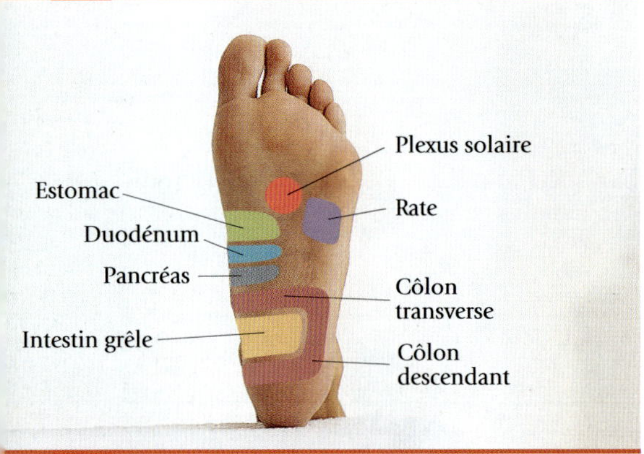

2

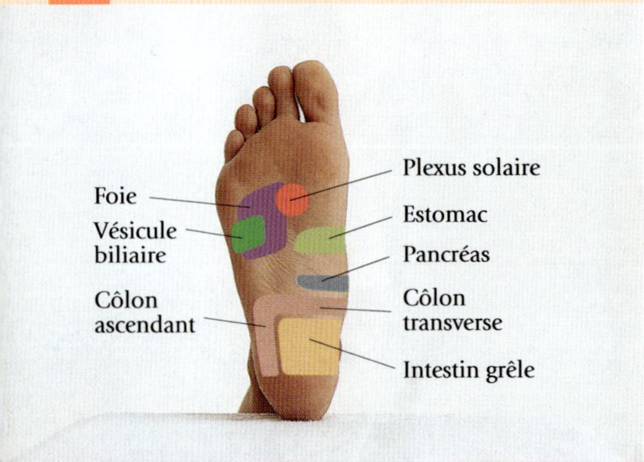

3

Peau

La peau est un important organe de protection et de contact. Les problèmes de peau sont souvent dus à un mauvais fonctionnement du métabolisme ou à une mauvaise régulation du système neurovégétatif. En cas de surmenage du système immunitaire, la peau a également tendance à mal réagir. Par l'intermédiaire du système neurovégétatif, le massage des zones réflexes influe positivement sur le métabolisme et favorise le relâchement des tensions.

Comment procéder :

- Établissez le contact avec les pieds (pages 46-47).
- Massez délicatement les zones de la colonne vertébrale (pages 51-52) en utilisant la manœuvre activante. 1
- Massez toutes les zones de l'appareil digestif (pages 64 et suivantes) en utilisant la manœuvre activante. Si vous rencontrez des zones douloureuses, basculez sur la manœuvre sédative. 2 + 3
- Massez ensuite la zone du plexus solaire (page 63) en utilisant la manœuvre relaxante. 2
- Terminez par l'effleurage final des pieds. Montez le long de la face interne et descendez le long de la face externe (page 47).

Pipi au lit

L'énurésie nocturne est souvent due à plusieurs facteurs concomitants, notamment une prédisposition héréditaire associée au stress et à une baisse de production de l'hormone chargée de freiner l'élaboration de l'urine durant la nuit. Il est important d'en parler à un médecin. L'expérience a montré que le fait de masser les pieds de l'enfant avant qu'il s'endorme, avec ce que cela peut avoir de rassurant, avait un effet positif sur le contrôle de la vessie.

Comment procéder :

- Établissez le contact avec les pieds (pages 46-47).
- Massez délicatement les zones de la colonne (pages 51-52) vertébrale en utilisant la manœuvre activante. 1
- Massez la zone de l'hypophyse (pages 53 et suivantes) sur l'un et l'autre pied en utilisant la manœuvre activante. 2
- Massez délicatement la zone de la vessie (page 67) en utilisant la manœuvre activante et un peu plus énergiquement celle des sphincters de la vessie. 3
- Massez ensuite la zone du plexus solaire (page 63) en utilisant la manœuvre relaxante. 2
- Terminez par l'effleurage final des pieds. Montez le long de la face interne et descendez le long de la face externe (page 47).

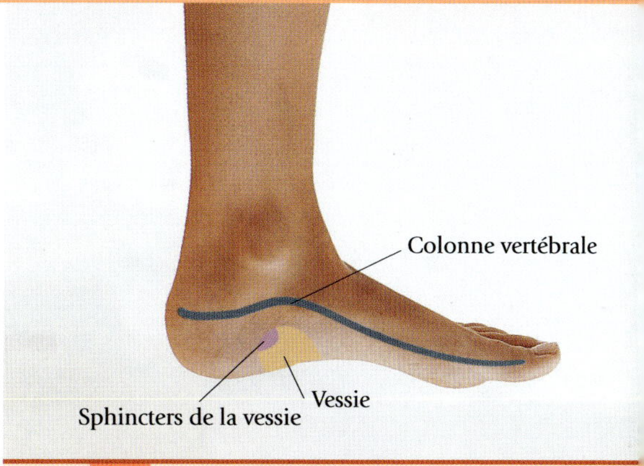

1

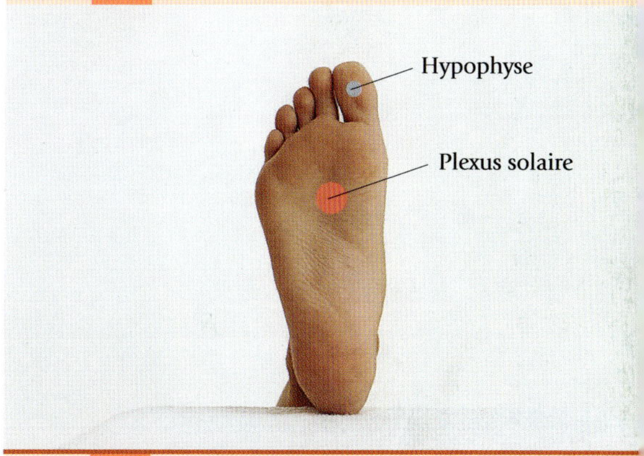

2

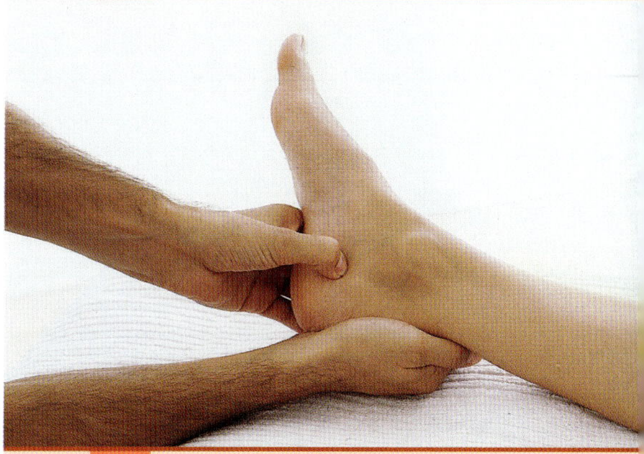

3

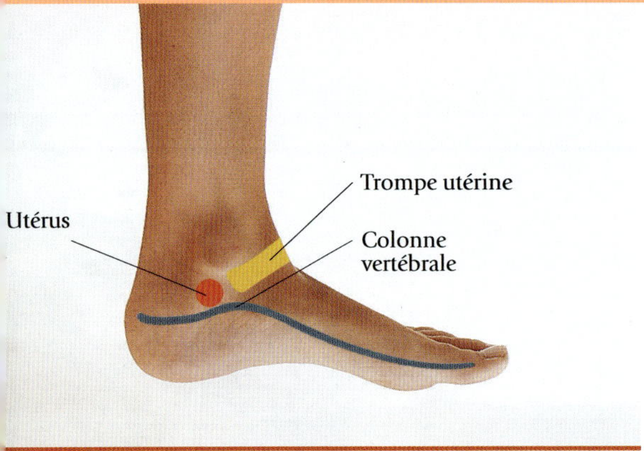

1

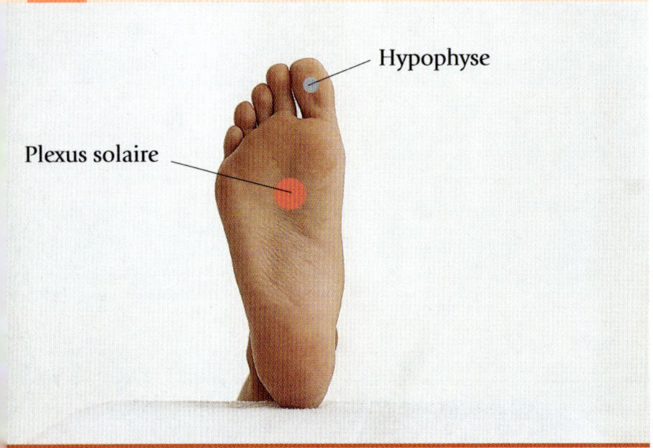

2

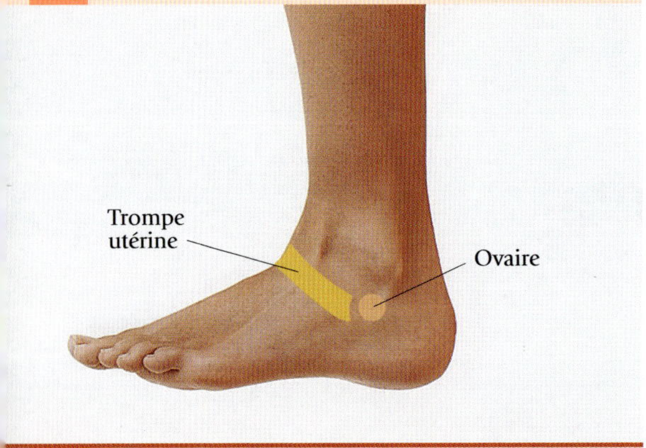

3

Règles

Les troubles menstruels sont généralement dus à des perturbations dans l'équilibre hormonal, mais certains facteurs psychiques peuvent aussi y concourir. Le syndrome prémenstruel regroupe plusieurs symptômes, notamment des douleurs lombaires et dorsales, un gonflement des seins, des maux de têtes intenses et un état dépressif. Le massage des zones réflexe peut aider à diminuer ces symptômes, surtout si l'on prend soin de se reposer suffisamment dans les jours qui précèdent, de prendre l'air et de faire un peu d'exercice.

Comment procéder :

- Établissez le contact avec les pieds (pages 46-47).
- Massez délicatement les zones de la colonne vertébrale (pages 51-52) en utilisant la manœuvre activante. 1
- Massez la zone de l'hypophyse sur les deux gros orteils en utilisant la manœuvre activante (pages 53 et suivantes). 2
- Massez les zones des organes pelviens en utilisant la manœuvre sédative. Déplacez lentement votre pouce en allant de la malléole externe jusqu'à la malléole interne (page 70). 1 + 3
- Massez ensuite la zone du plexus solaire (page 63) en utilisant la manœuvre relaxante. 2
- Terminez par l'effleurage final des pieds (page 47).

Rhinite et toux

Tout le monde a déjà souffert d'une irritation ou d'une inflammation des muqueuses de la bouche, du nez et du pharynx. Il s'agit souvent de signes avant-coureurs d'une toux ou d'une rhinite. En recourant suffisamment tôt au massage des zones réflexes, il est possible de donner un coup de fouet au système immunitaire et d'enrayer ainsi l'évolution de la maladie.

Comment procéder :

- Établissez le contact avec les pieds (pages 46-47).
- Massez délicatement les zones de la colonne vertébrale (pages 51-52) en utilisant la manœuvre activante. 1
- Massez ensuite les zones de la tête (pages 53 et suivantes) en utilisant la manœuvre activante. 2
- Massez un peu plus énergiquement les zones de la tête, du nez et du pharynx (pages 53 et suivantes) et plus délicatement les zones des bronches (pages 59-60). 3
- Massez les zones des voies lymphatiques supérieures (page 57) en utilisant la pince pouce/index. 2 + 3
- Massez ensuite la zone du plexus solaire (page 63) en utilisant la manœuvre relaxante. 2
- Terminez par l'effleurage final des pieds (page 47).

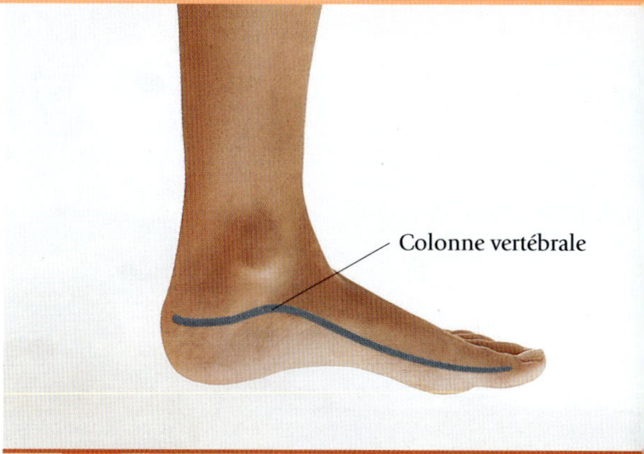

1

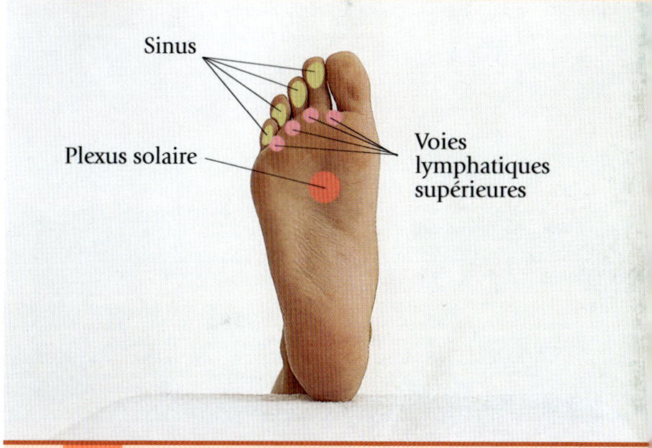

2

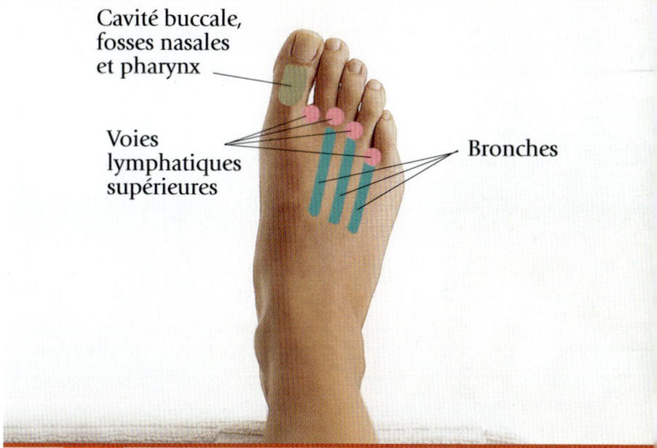

3

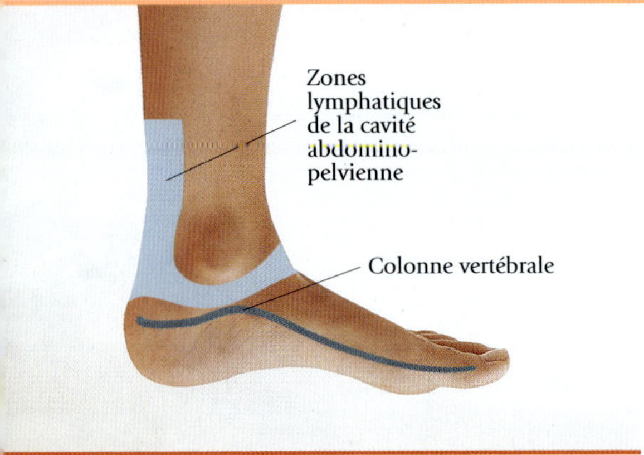

1

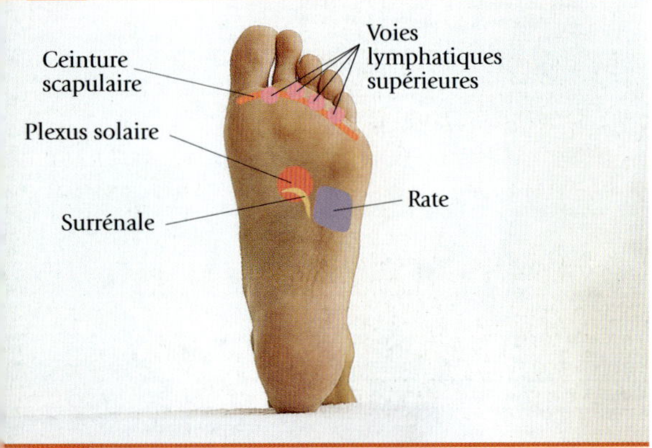

2

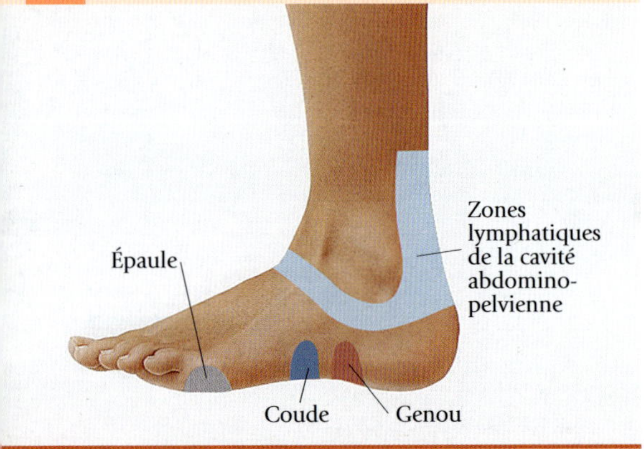

3

Rhumatismes et goutte

Il existe différentes formes de rhumatismes. Le massage des zones réflexes peut être utilisé en complément des traitements médicaux, notamment pour activer le métabolisme et soulager les douleurs. Si les zones des épaules, des coudes et des genoux sont sensibles, il faut employer la manœuvre sédative (page 85).

Comment procéder :

- Établissez le contact avec les pieds (pages 46-47).
- Massez délicatement les zones de la colonne vertébrale (pages 51-52) en utilisant la manœuvre activante. 1
- Massez les zones des voies lymphatiques supérieures (page 57) en utilisant la pince pouce/index. 2 Effleurez ensuite les zones lymphatiques de la cavité abdomino-pelvienne (page 72). 1 + 3
- Massez les zones de la ceinture scapulaire (page 56), du foie (pages 64 et suivantes) et de la rate (pages 68-69) en utilisant la manœuvre activante ou, en cas de perturbations, la manœuvre sédative.
- Massez ensuite la zone du plexus solaire (page 63) en utilisant la manœuvre relaxante. 2
- Terminez par l'effleurage final des pieds. Montez le long de la face interne et descendez le long de la face externe (page 47).

Rhume des foins

Cette symptomatologie peut être liée à une infection virale non spécifique, à une réaction allergique ou bien à une disposition fondamentale associée à une baisse des défenses immunitaire.

En cas d'allergie avérée aux pollens, complétez le massage ci-dessous par la manipulation des zones indiquées dans « Allergies » (page 77).

Comment procéder :

- Établissez le contact avec les pieds (pages 46-47).
- Massez délicatement les zones de la colonne vertébrale (pages 51-52) en utilisant la manœuvre activante. 1
- Massez la zone de l'hypophyse (pages 53 et suivantes) sur l'un et l'autre pied en utilisant la manœuvre activante. 2
- Massez la zone des sinus (pages 53 et suivantes) en utilisant la manœuvre activante. 2
- Massez la zone des fosses nasales et du pharynx en utilisant la manœuvre activante. En cas d'inflammation dans la région des yeux massez en plus la zone des yeux en utilisant la manœuvre sédative (pages 53 et suivantes). 3
- Massez ensuite la zone du plexus solaire (page 63) en utilisant la manœuvre relaxante. 2
- Terminez par l'effleurage final des pieds (page 47).

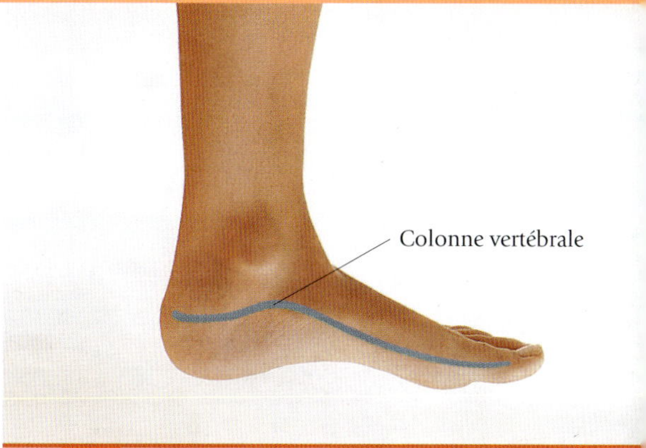

1

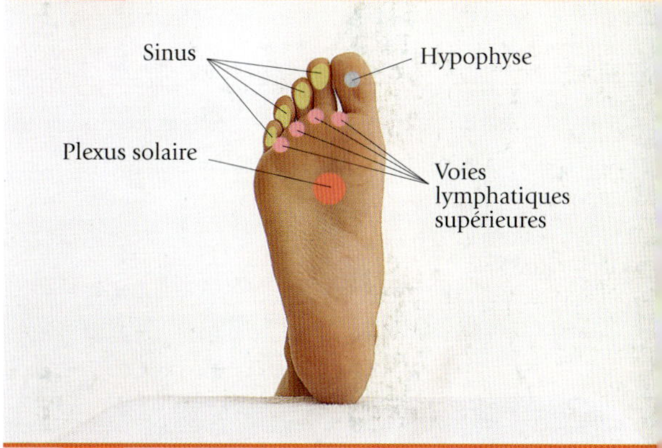

2

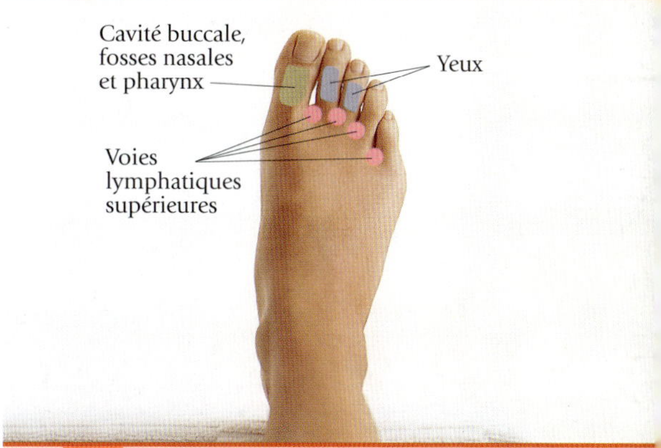

3

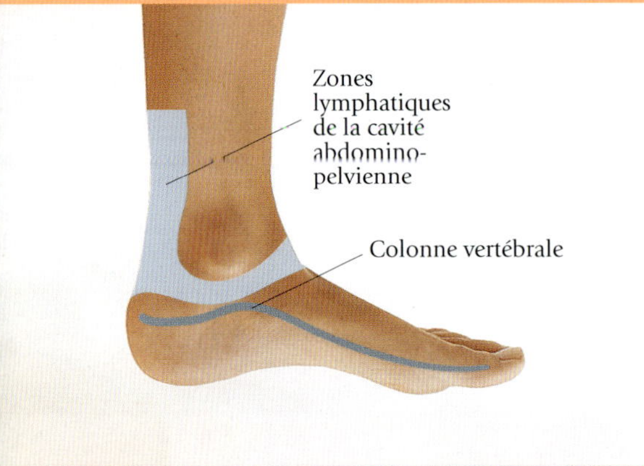

1

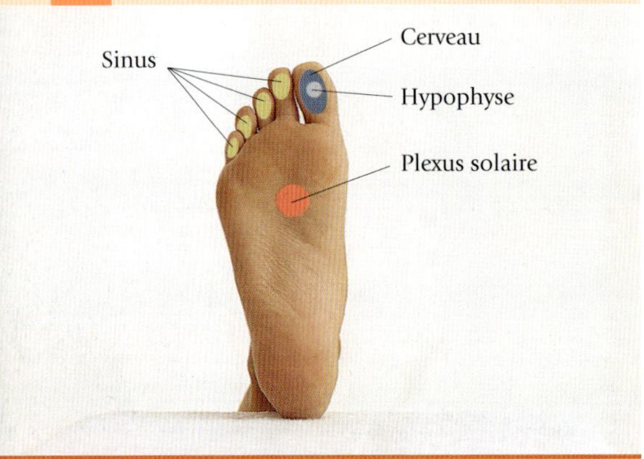

2

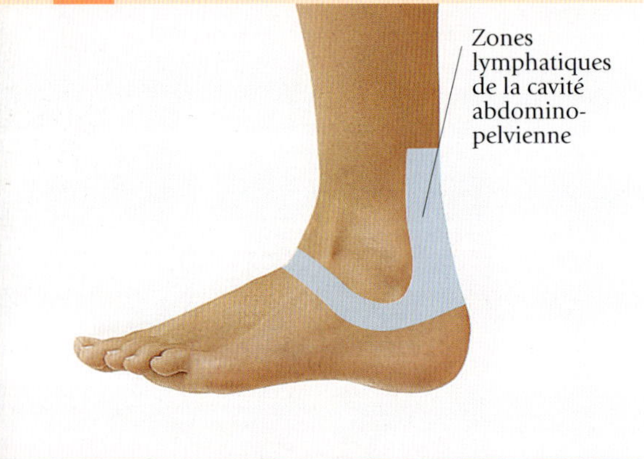

3

Sommeil

Les troubles du sommeil sont généralement dus aux soucis, à l'énervement ou à la dépression, pour ce qui est des facteurs psychiques, et à la douleur, au besoin d'uriner ou à la toux, pour ce qui est des facteurs physiques. Mais un repas trop copieux pris peu avant le coucher, l'abus d'alcool et la consommation de café peuvent eux aussi y concourir. L'administration du massage des zones réflexes aura lieu de préférence juste avant le coucher ; beaucoup d'individus s'endorment quasi instantanément sous l'effet de la manœuvre relaxante portant sur la zone du plexus solaire.

Comment procéder :

- Établissez le contact avec les pieds (pages 46-47).
- Massez délicatement les zones de la colonne vertébrale (pages 51-52) en utilisant la manœuvre activante. 1
- Massez délicatement les zones de la tête sur les orteils (pages 53 et suivantes) en utilisant la manœuvre activante. Attardez-vous sur la zone du cerveau, la zone de l'hypophyse et la pulpe des orteils. 2
- Massez la zone du plexus solaire (page 63) en utilisant la manœuvre relaxante. 2
- Effleurez les zones lymphatiques de la cavité abdomino-pelvienne (page 72). 1 + 3
- Terminez par l'effleurage final des pieds (page 47).

Stress et nervosité

Le stress est en principe un phénomène positif, puisqu'il provoque une libération d'énergie. Toutefois, un stress prolongé peut avoir des effets néfastes, tels qu'agitation intérieure ou nervosité. Les troubles neurovégétatifs, qui sont l'expression d'un rapport déséquilibré entre tension et relâchement, débouchent tôt ou tard sur des troubles fonctionnels, pouvant aller des maux d'estomac jusqu'à la tachycardie. Le massage des zones réflexes peut s'avérer très utile pour retrouver le calme intérieur et rester « zen ».

Comment procéder :

- Établissez le contact avec les pieds (pages 46-47).
- Massez délicatement les zones de la colonne vertébrale (pages 51-52) en utilisant la manœuvre activante. 1
- Massez la zone du plexus solaire (page 63) pendant au moins cinq minutes en utilisant la manœuvre relaxante. 2 Appuyez plus fort sur l'inspiration et relâchez un peu la pression sur l'expiration (cf. page 78).
- Effleurez les zones lymphatiques de la cavité abdomino-pelvienne (page 72). 1 + 3
- Terminez par l'effleurage final des pieds. Montez le long de la face interne et descendez le long de la face externe (page 47).

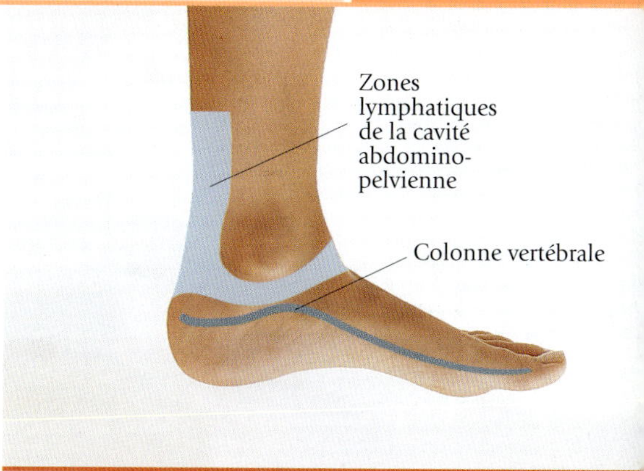

1

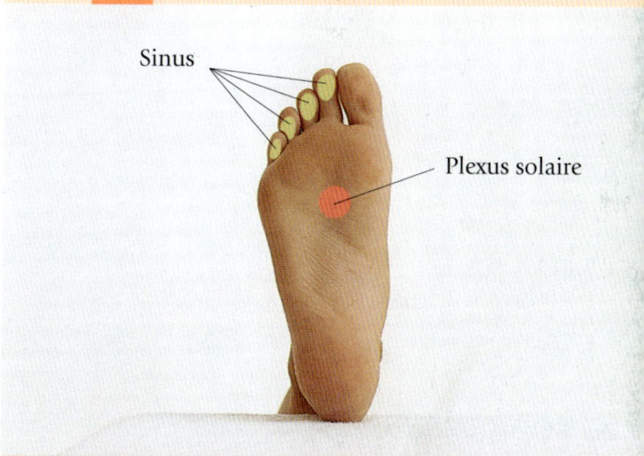

2

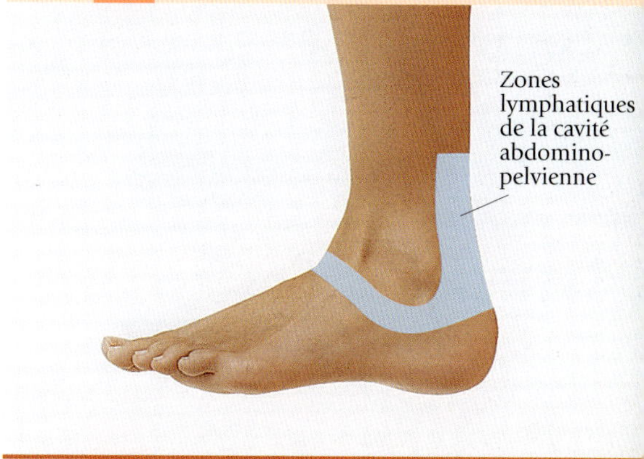

3

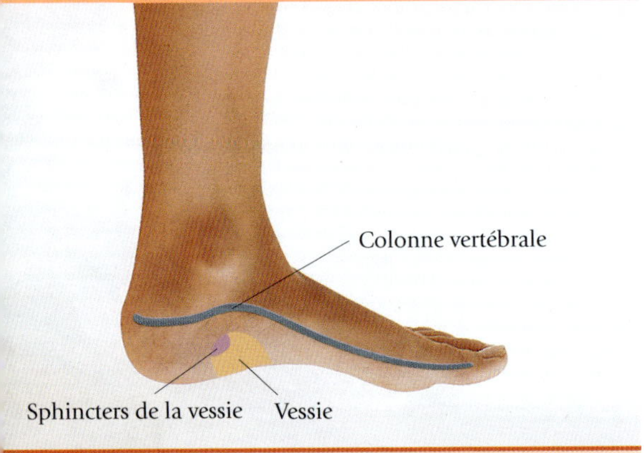

1

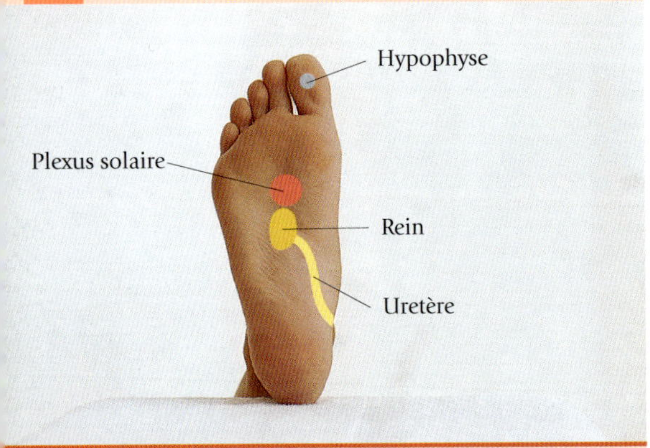

2

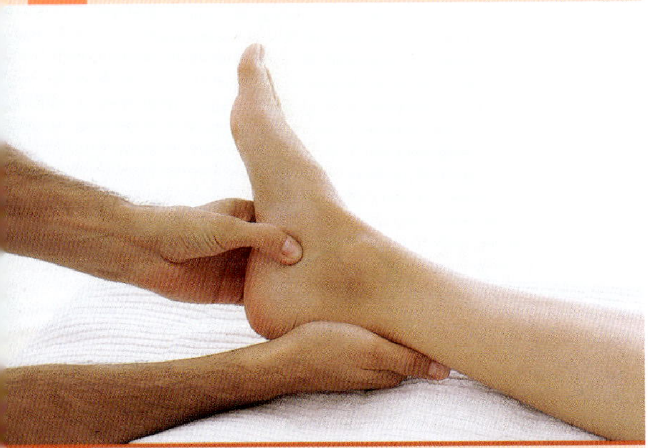

3

Vessie

(Cystite, vessie irritable, incontinence)

Les troubles vésicaux, toujours désagréables et invalidants, nécessitent un examen médical. En cas d'irritation de la vessie, le massé doit boire environ un litre d'eau plate une demi-heure avant le massage afin de favoriser le processus d'élimination. En cas d'incontinence, attardez-vous un peu plus longtemps sur les zones des sphincters.

Comment procéder :

- Établissez le contact avec les pieds (pages 46-47).
- Massez délicatement les zones de la colonne vertébrale (pages 51-52) en utilisant la manœuvre activante. 1
- En cas de cystite débutante ou de vessie irritable, massez les zones des reins, des uretères et de la vessie (page 67) en utilisant la manœuvre activante. 1 + 2
- En cas de fuites urinaires, massez la zone de la vessie et la zone des sphincters de la vessie (page 67) en utilisant la manœuvre activante. 2
- En cas de rétention d'urine, massez la zone des sphincters de la vessie (page 67) en utilisant la manœuvre sédative. 3
- Massez ensuite la zone du plexus solaire (page 63) en utilisant la manœuvre relaxante. 2
- Terminez par l'effleurage final des pieds. (page 47).

Yeux et oreilles

Travailler devant un écran d'ordinateur sous une lumière électrique, passer son temps devant la télévision, conduire par mauvaise visibilité et être continuellement exposé aux particules irritantes présentes dans l'air sont autant de facteurs qui fatiguent les yeux, avec pour conséquence un risque accru de troubles oculaires. Les otalgies cachent souvent un processus inflammatoire et appellent de ce fait un examen médical. Le massage des zones réflexes favorise la régénération oculaire et peut soulager les oreilles.

Comment procéder :

- Établissez le contact avec les pieds (pages 46-47).
- Massez délicatement les zones de la colonne vertébrale (pages 51-52) en utilisant la manœuvre activante. 1
- Massez délicatement toutes les zones de la tête (pages 53-54) en utilisant la manœuvre activante. 2 + 3
- En cas de fatigue oculaire, attardez-vous sur les zones des yeux (pages 53-54) et massez un peu plus vigoureusement. 2 + 3
- En cas de processus inflammatoire au niveau des yeux ou des oreilles, employez uniquement la manœuvre sédative !
- Massez ensuite la zone du plexus solaire (page 63) en utilisant la manœuvre relaxante. 2
- Terminez par l'effleurage final des pieds (page 47).

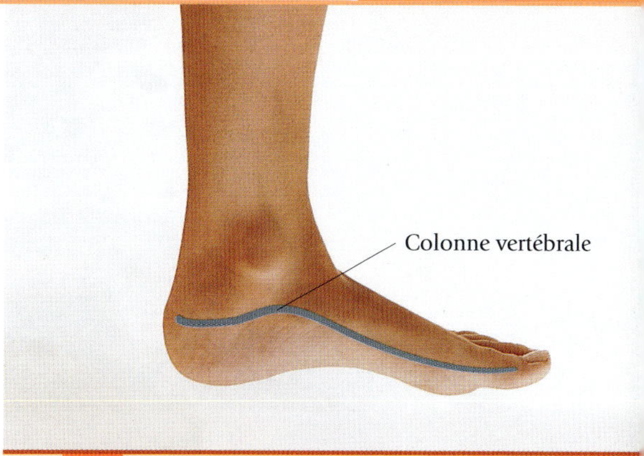

1

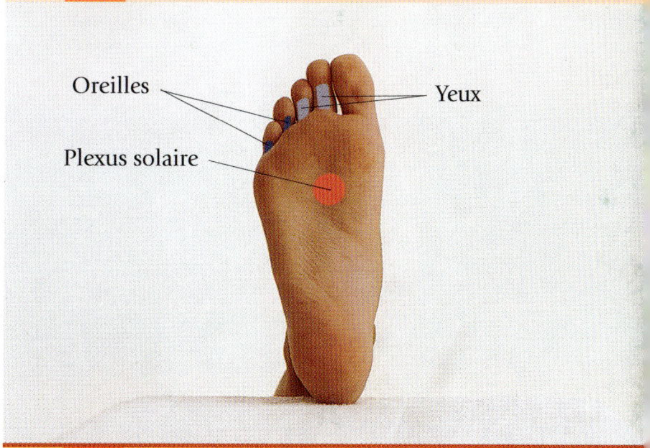

2

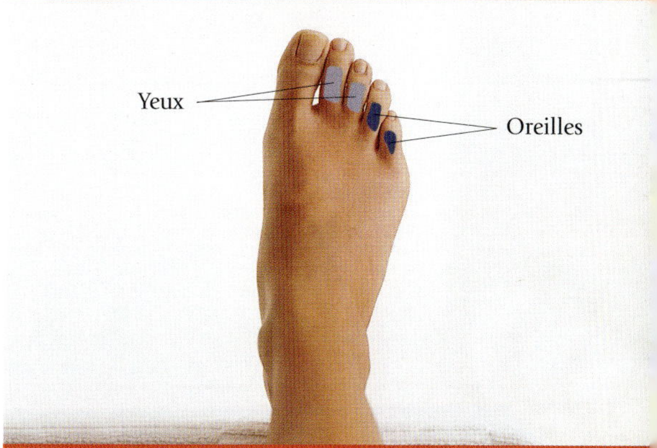

3

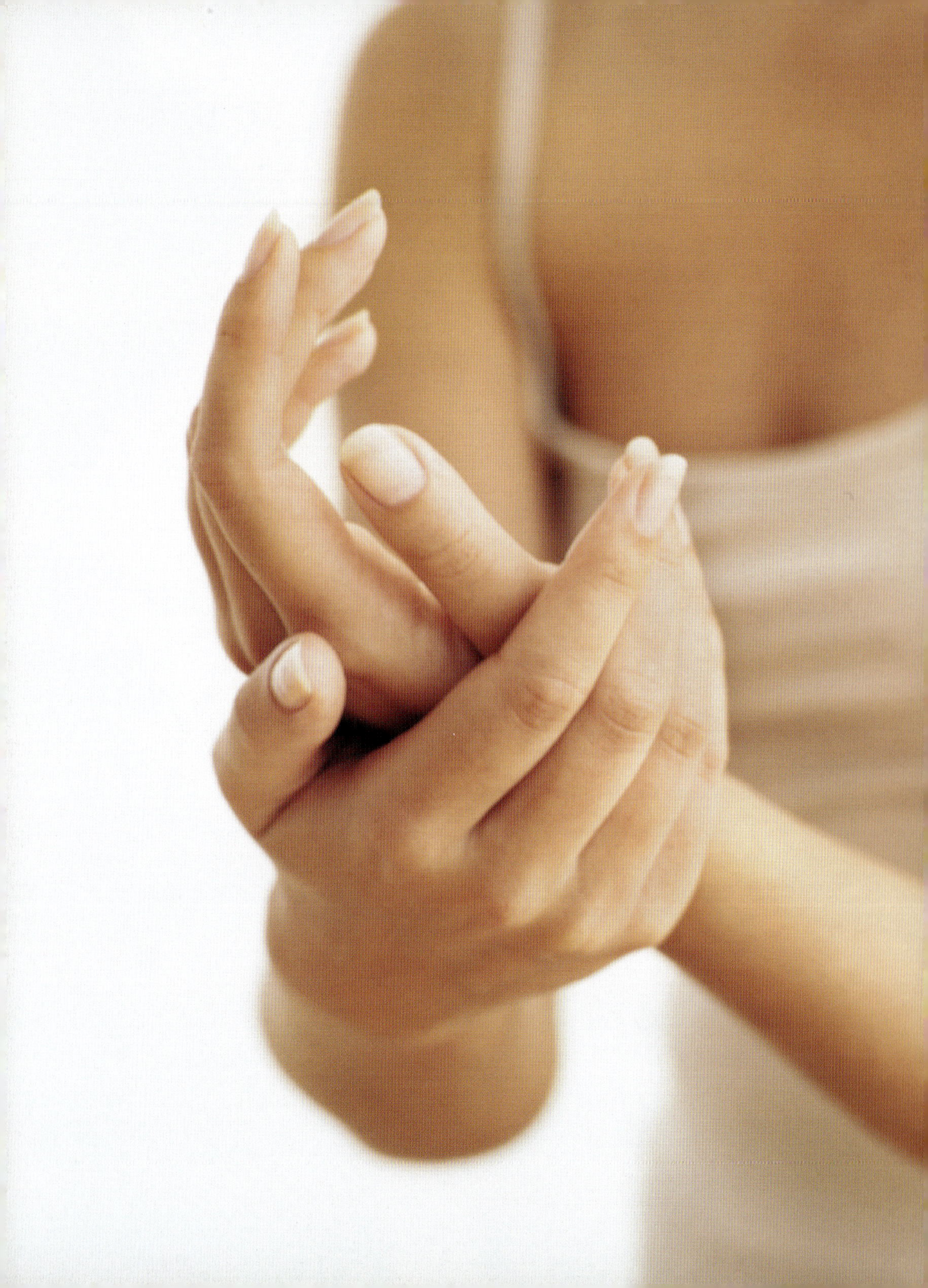

Massage des mains

Selon la théorie des zones réflexes, les organes et les différentes parties du corps se projettent également sur les mains. À l'instar des pieds, les mains représentent donc le corps en miniature. Le massage des zones réflexes des mains convient particulièrement bien pour l'autotraitement, mais peut aussi compléter efficacement le massage des zones réflexes des pieds.

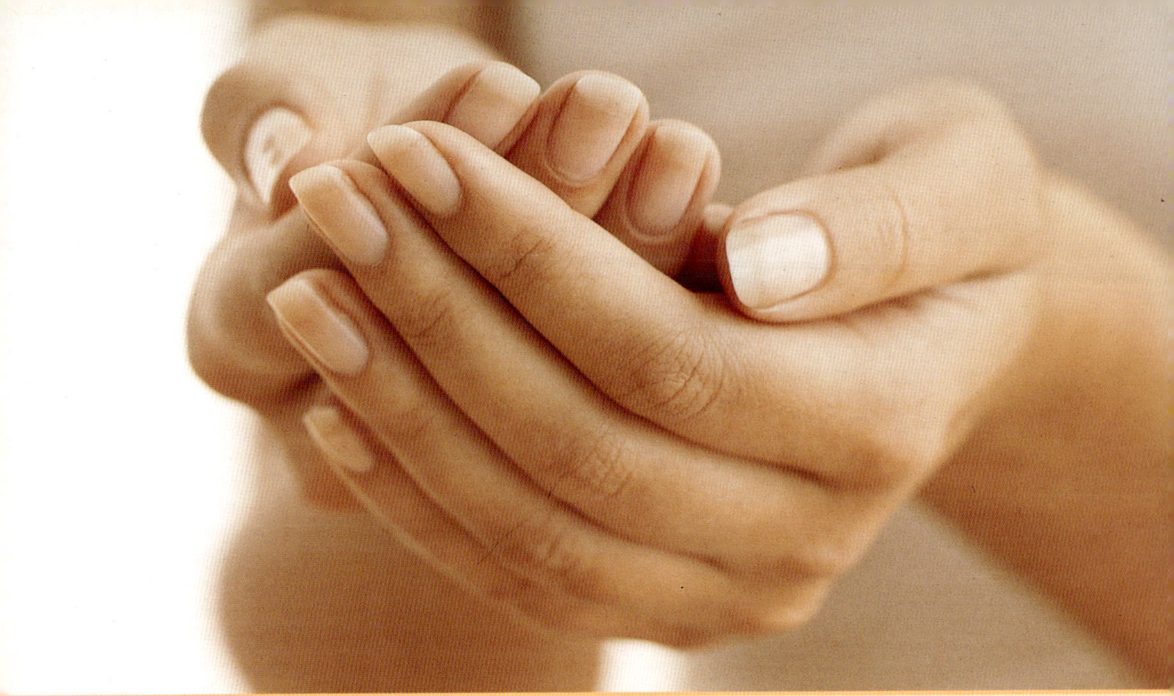

Préparation à la pratique

Le mode d'action du massage des zones des mains est le même que celui du massage des zones des pieds – la seule différence étant que les extrémités supérieures sont un peu moins sensibles. La manipulation des zones réflexes permet de stimuler les forces d'autoguérison de l'organisme. Dans ce chapitre, la partie préparation est plus succincte que celle consacrée aux massages des zones des pieds, et elle se limite essentiellement à quelques spécificités. Pour les grands principes, reportez-vous aux pages 35 et suivantes.

Avantages du massage des zones des mains

- Vous pouvez le pratiquer partout en autotraitement : lorsque vous vous promenez, quand vous êtes dans votre bain, dans les transports, etc.
- Il vient compléter le massage des zones des pieds.
- Il est toujours possible de se rabattre sur le massage des zones des mains lorsque le massage d'une zone déterminée n'est pas possible sur les pieds (pied d'athlète, blessures, varices).

Emplacement des zones réflexes sur les mains

Le massage des zones des mains nécessite cependant la prise en compte d'un certain nombre de caractéristiques sur les proportions. Les doigts étant beaucoup plus longs que les orteils, les zones réflexes de la tête y sont nettement plus étendues. À l'inverse les zones du tronc paraissent plus restreintes et se chevauchent davantage sur la paume de la main que sur la plante du pied. Si vous désirez effectuer un massage complet des zones réflexes sur les mains, servez-vous du schéma ci-dessous pour vous orienter.

Déroulement de la séance

Le déroulement d'une séance de massage des zones réflexes des mains ne se distingue pas, lui non plus, fondamentalement de celui d'une séance de massage des zones des pieds. Aussi, les conseils des pages 45 et 46 valent-ils ici aussi. Vous commencerez par les zones de la colonne vertébrale, poursuivrez avec celles de la tête, puis des voies lymphatiques supérieures, du cœur et de l'appareil vasculaire, du plexus solaire et des organes digestifs.

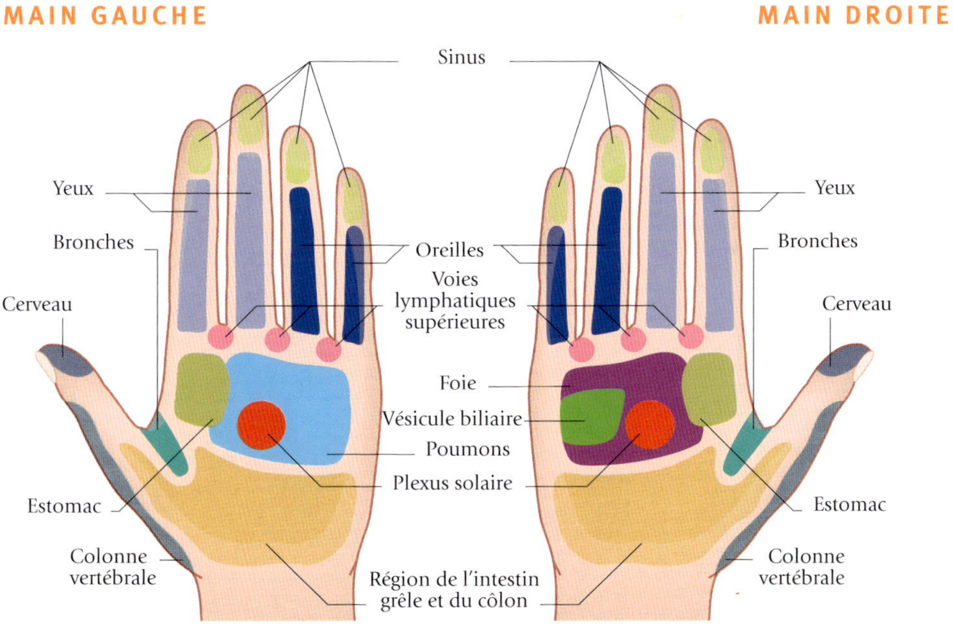

Les manœuvres employées sont les mêmes que pour le massage des zones réflexes des pieds, à ceci près que la main massée va à la rencontre de la main active, alors que le pied massé reste entièrement passif. Vous remarquerez aussi que certaines zones sont plus difficiles à localiser et à percevoir. À n'importe quel moment de la journée, vous pouvez vous masser une zone ou deux, et cela deux ou trois fois par jour. Par exemple les zones des épaules, qui se trouvent au niveau des articulations métacarpo-phalangiennes, ou la zone des lombaires, située au niveau de l'insertion du pouce sur le carpe. Du fait de la moindre sensibilité des zones des mains par rapport à celles des pieds, il n'y a pas ici de risque de surdosage.

CONSEIL

Exercice préparatoire

Frottez-vous les paumes des mains l'une contre l'autre jusqu'à ce que vous éprouviez une agréable sensation de chaleur. Écartez ensuite les mains d'environ cinquante centimètres et rapprochez-les lentement. Soyez attentif à ce que vous ressentez en faisant ce mouvement et à ce qui se passe entre vos mains. À partir d'un certain degré de rapprochement, Vous aurez certainement l'impression qu'une liaison s'établit entre vos paumes. Essayez en imagination de renforcer le flux énergétique à l'aide de votre respiration. Vous pourrez commencer le massage dès lors que vous aurez senti le flux énergétique entre vos mains.

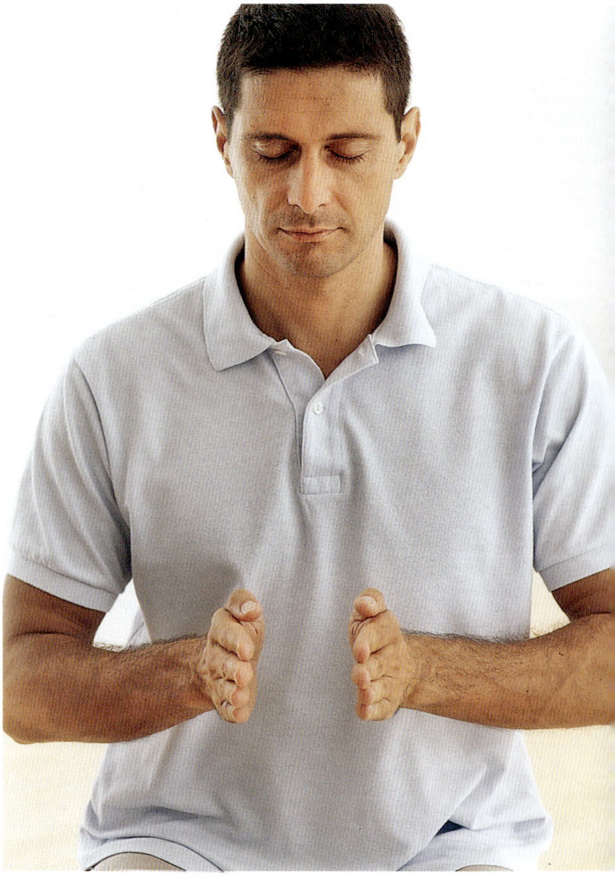

Zones de la colonne vertébrale

Sur la main droite comme sur la main gauche, les zones réflexes de la colonne vertébrale occupent la partie du pouce orientée vers l'index. Elles vont de l'articulation interphalangienne jusqu'à la région du carpe.

La zone de la colonne cervicale s'étend de l'articulation interphalangienne à l'articulation métacarpo-phalangienne et celle de la colonne thoracique de l'articulation métacarpo-phalangienne à l'articulation carpo-métacarpienne, tandis que la zone de la colonne lombaire se trouve dans la région du carpe.

Étant donné que la colonne vertébrale forme l'axe du corps, ses zones réflexes se trouvent sur les deux mains. 1

Attention :

- Beaucoup de gens souffrent de tensions et de douleurs dans la région de la colonne vertébrale. Des séances régulières de massage des zones réflexes des mains peuvent contribuer à soulager ces douleurs !
- Si, lors du massage, vous rencontrez un endroit douloureux, basculez sur la manœuvre sédative. 3

Le massage

- Commencez par le pouce droit ; massez 15 à 20 fois en allant de l'articulation interphalangienne en direction du carpe.

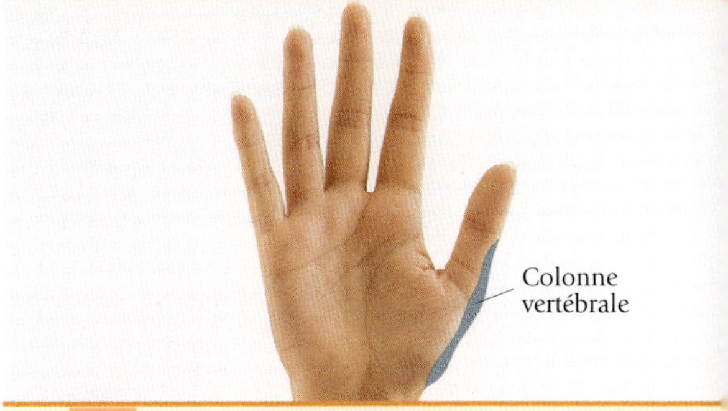

1

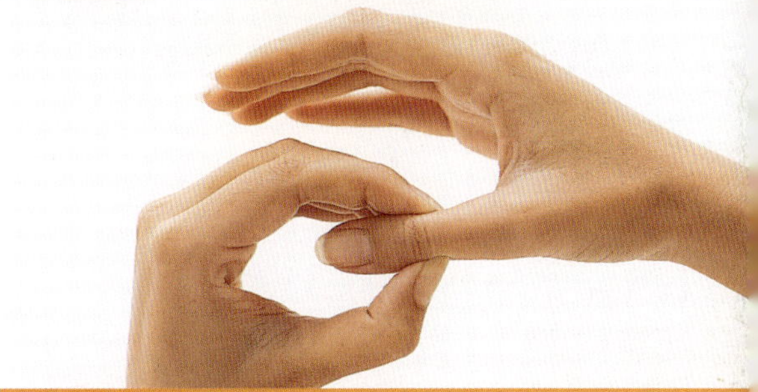

2

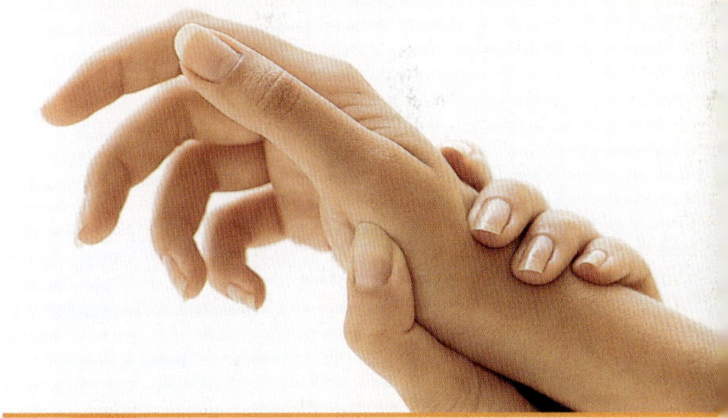

3

- Massez ensuite le pouce gauche de la même façon. 2
- Si vous avez mal dans le bas du dos (hyperlordose, tensions musculaires), massez la zone de la colonne lombaire en utilisant la manœuvre sédative. 3

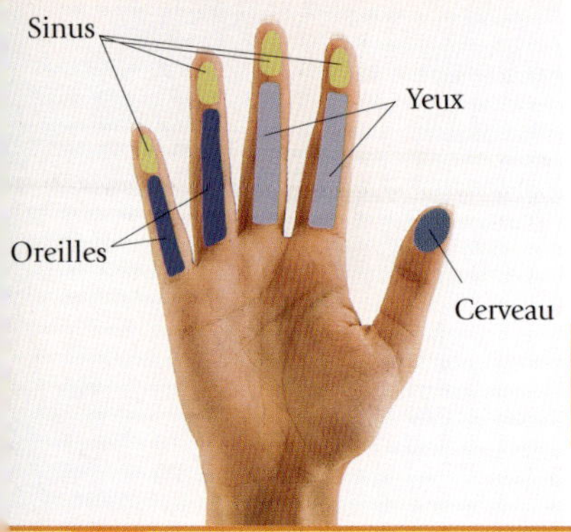

1

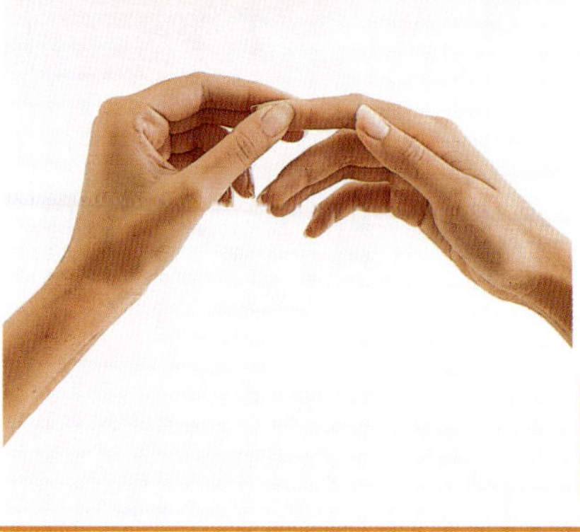

2

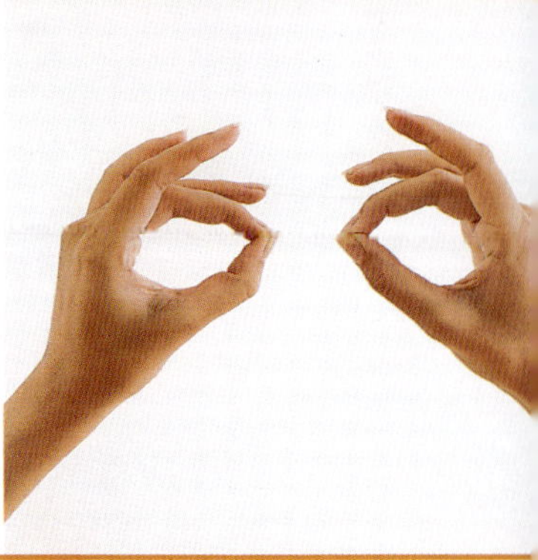

3

Zones de la tête

Les zones réflexes de la tête se trouvent sur la pulpe des doigts aussi bien de la main droite que de la gauche.

Nous nous limiterons ici au massage des zones du cerveau et des sinus. La zone du cerveau se trouve sur la pulpe du pouce et celle des sinus sur celle des quatre autres doigts. 1

Attention :

- Effectué régulièrement, le massage de ces zones favorise l'irrigation des différentes parties de la tête. Il aide en cas de difficultés de concentration et de nervosité et il est si facile à exécuter que même les écoliers, qui souffrent souvent de ce genre de troubles, peuvent l'apprendre et se l'appliquer le cas échéant.
- Tout en étant très agréable et relaxant, le massage des doigts est aussi stimulant. En pétrissant vos doigts à votre gré, vous masserez les zones réflexes de vos yeux et de vos oreilles.
- En cas de myopie, massez plus intensément la zone située sur l'index, en cas d'hypermétropie la zone située sur le majeur.

Le massage

- Prenez successivement chacun de vos doigts – en commençant par le pouce – entre le pouce et l'index de la main opposée. Pressez suffisamment fort et faites des petits mouvements circulaires sur toute la longueur du doigt.
- Massez chaque doigt de cette façon pendant environ 20 secondes. 2
- Si vous avez du mal à vous endormir le soir – ce qui est souvent dû à une difficulté de concentration – il existe un exercice facile. Pendant 5 minutes pressez brièvement et avec force chacun des doigts contre le pouce de la même main en faisant pareillement des deux côtés simultanément. 3

Zone des voies lymphatiques supérieures

Les zones réflexes des voies lymphatiques supérieures occupent les espaces interdigitaux des deux mains, où elles se confondent avec les plis cutanés. 1 + 2

Attention :

- Souvent un peu sensible, le massage de ces zones sert à stimuler l'action purificatrice du système lymphatique sur le système immunitaire, notamment dans les régions du cou, des aisselles et du haut du thorax.

Le massage

- Massez tout d'abord les espaces interdigitaux de la main droite en commençant par le pli cutané situé entre le pouce et l'index. La manœuvre consiste ici à prendre fermement le pli entre le pouce (côté paume) et l'index (côté dos) et à glisser de l'articulation basale vers l'espace interdigital jusqu'à ce que vous sentiez bien le pli cutané entre vos doigts. 3
- En tirant lentement le pli cutané entre le pouce et l'index, vous sentirez de vous-même à partir de quand la peau commence à résister. Arrêtez la traction juste avant que le pli ne vous échappe et augmentez légèrement la pression du pouce et de l'index comme si vous vouliez exprimer quelque chose de la peau. 4
- Massez trois ou quatre fois alternativement les zones réflexes des voies lymphatiques supérieures sur l'une et l'autre main.

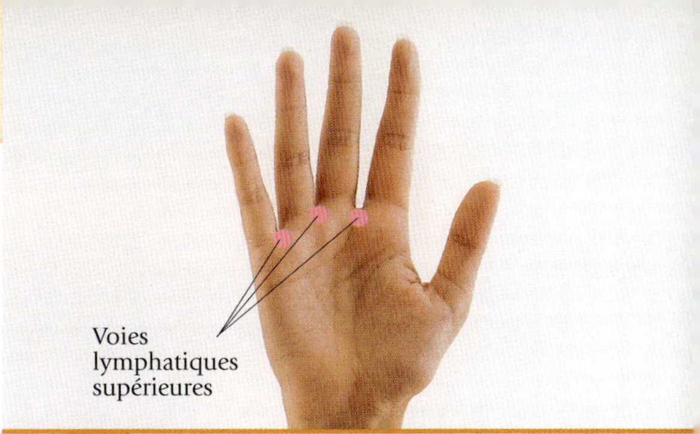

1

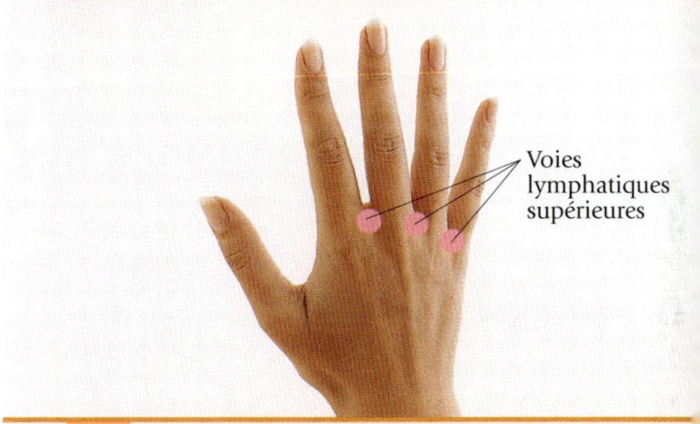

2

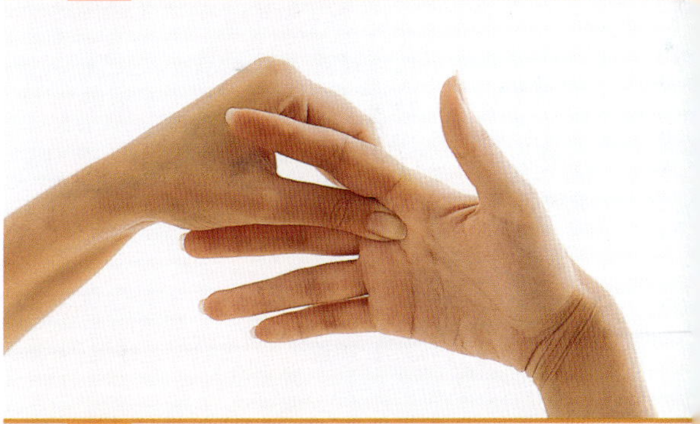

3

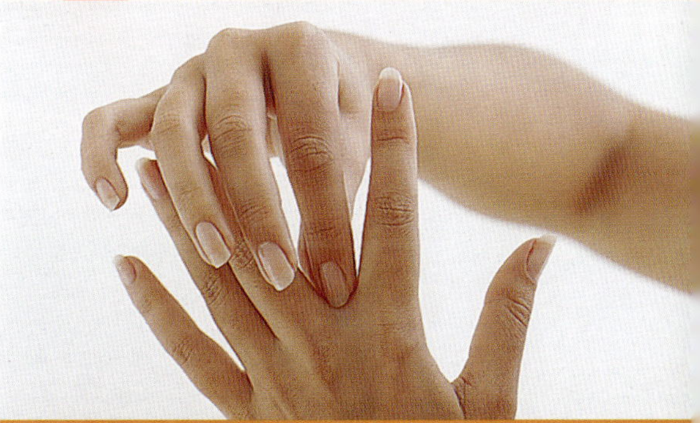

4

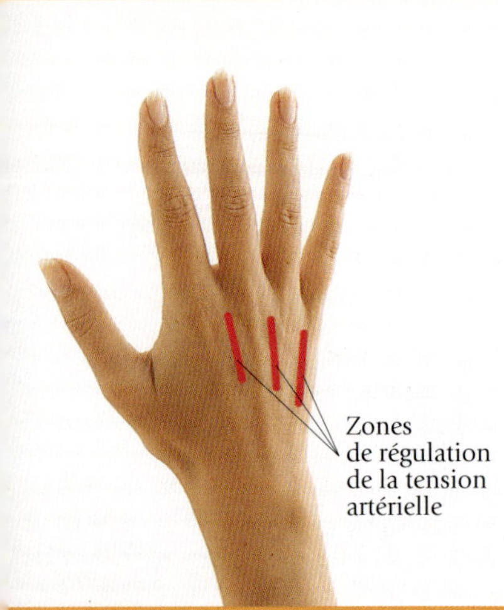

1

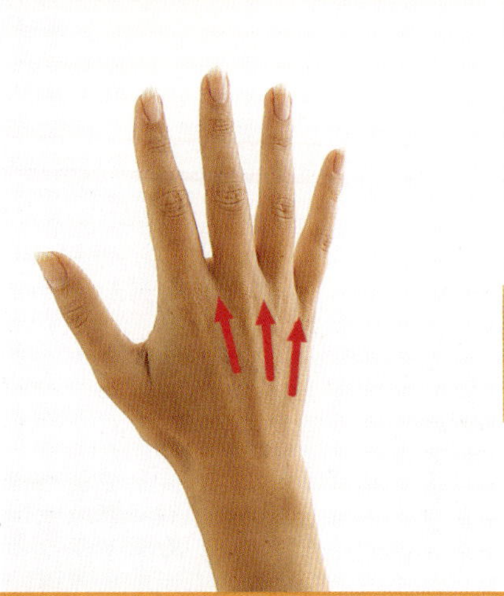

2

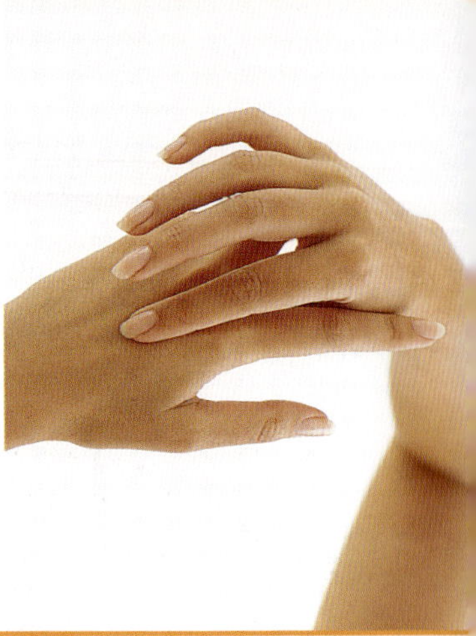

3

Zones du cœur et du système vasculaire

Les zones réflexes des mains offrent la possibilité de traiter simplement les problèmes de tension artérielle. Ces zones sont situées sur le dos de chacune des deux mains, dans les espaces intermétacarpiens. 1

Attention :

- Vous pouvez effectuer ce massage plusieurs fois par jour. Il produit de façon générale un effet harmonisant sur la tension artérielle, que votre tension soit élevée, faible ou normale.
- Massez chaque main alternativement 15 à 20 fois en commençant par la droite.
- Comme les problèmes de tension peuvent avoir de multiples causes, il est recommandé de procéder en outre à une série complète de massages de toutes les zones correspondant aux différents organes !
- En cas d'hypertension, il est recommandé de se faire masser trois fois par semaine selon le programme de relaxation en 15 minutes des pages 74-75.

Le massage

- Palpez tout d'abord les métacarpiens de la main droite, puis les espaces intermétacarpiens jusqu'aux articulations basales des doigts. Prenez les espaces les uns après les autres entre le pouce et l'index de la main gauche et effleurez-les en remontant du carpe aux espaces interdigitaux. 2
- Le pouce repose sur la paume de la main, tandis que l'index effleure doucement chacun des espaces intermétacarpiens. 3
- Massez ensuite la main gauche de la même façon.

Zone du plexus solaire

Sur la main droite comme sur la gauche, la zone du plexus solaire se trouve sur la paume, en dessous de l'articulation basale du majeur et de l'annulaire. Creusez votre main comme si vous vouliez retenir de l'eau. Le point le plus bas de la dépression ainsi formée correspond à la zone du plexus solaire, important centre végétatif. Vous n'aurez aucun mal à la trouver, car la pulpe du pouce de la main qui masse est comme attirée par elle. 1

Attention :

- Tout comme pour le massage des zones des pieds, le traitement de la zone réflexe du plexus solaire revêt ici aussi une grande importance du point de vue de la relaxation !

C'est un excellent moyen pour se calmer, pour lutter contre le stress, l'angoisse et la nervosité et pour parvenir à une respiration régulière et profonde.

- En effectuant ce massage allongé, vous en renforcerez l'effet relaxant et obtiendrez une harmonisation encore plus grande de votre système neurovégétatif.
- Exercez une légère pression sur la zone tout en vous concentrant complètement sur votre respiration. Ne cherchez toutefois pas à la diriger, mais contentez-vous de vous « observer » en train de respirer.

Le massage

- Posez le pouce sur la zone du plexus solaire et maintenez une pression légère, mais assez ferme, pendant environ cinq minutes. 2
- Effectuez cette manœuvre tout d'abord sur la main droite, puis sur la main gauche.
- Vous pouvez stimuler la zone du plexus solaire sur chaque main simultanément. Il vous suffit pour cela de placer une boule en verre, en bois ou en argile entre vos deux mains, doigts entrelacés, et d'exercer dessus une pression constante. 3

1

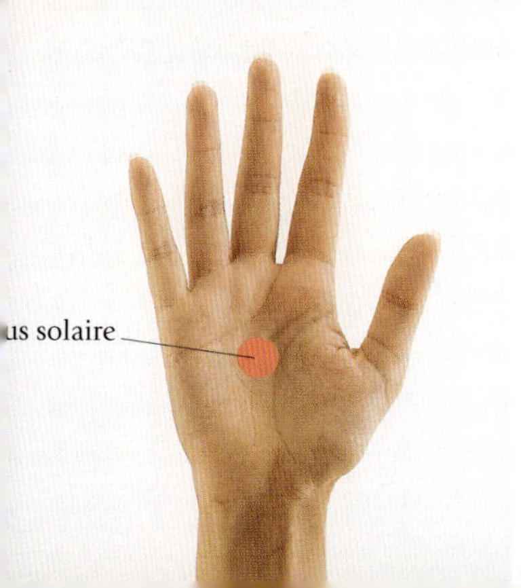

2

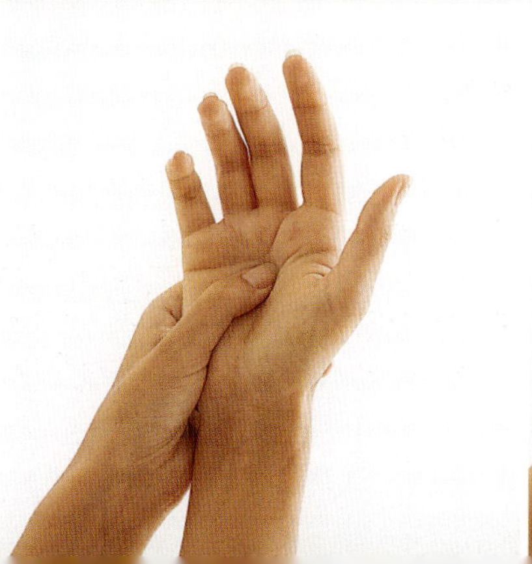

3

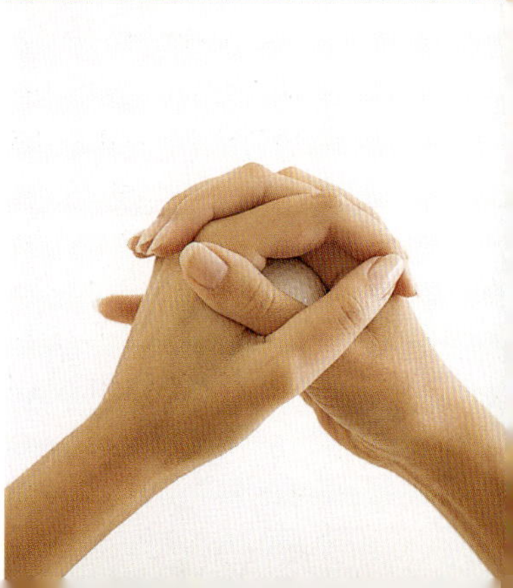

Zones des organes digestifs

Les zones réflexes des organes digestifs sont sur la paume des mains et couvrent le métacarpe et le carpe jusqu'au poignet. 1

Les zones du foie et de la vésicule biliaire se situent sur la main droite, en dessous de l'articulation métacarpo-phalangienne de l'auriculaire et de l'annulaire. La zone du foie mesure environ 3 cm de large et contient en son centre celle de la vésicule biliaire.

Les zones réflexes de l'estomac et de l'intestin se trouvent sur les deux mains. Celle de l'estomac est située en dessous de l'articulation métacarpo-phalangienne de l'index et du majeur et occupe une surface à peu près équivalente à celle de la pulpe du pouce.

L'espace limité qui caractérise les paumes de main fait que, contrairement aux plantes de pied, la zone de l'intestin n'y est pas divisée en sous-zones.

Attention :

- Les zones réflexes des mains permettent de soulager facilement les petits ennuis digestifs de la vie de tous les jours.
- En cas de zone douloureuse (sensibilité accrue), comme lors d'une gastrite, il convient d'utiliser la manœuvre sédative.
- Outre un changement de régime alimentaire, il est recommandé aux personnes souffrant de problèmes digestifs chroniques (paresse intestinale) de se masser plusieurs fois par jour les zones des mains correspondant aux organes concernés.
- Commencez ici aussi le massage des zones réflexes par la main droite.

Le massage

- Massez en dessous des articulations métacarpo-phalangiennes des doigts, en allant du bord cubital de la main jusqu'à l'éminence de la base du pouce. 2
- Massez doucement en allant du métacarpe jusqu'au poignet. 3
- Massez la main gauche de la même façon.

1

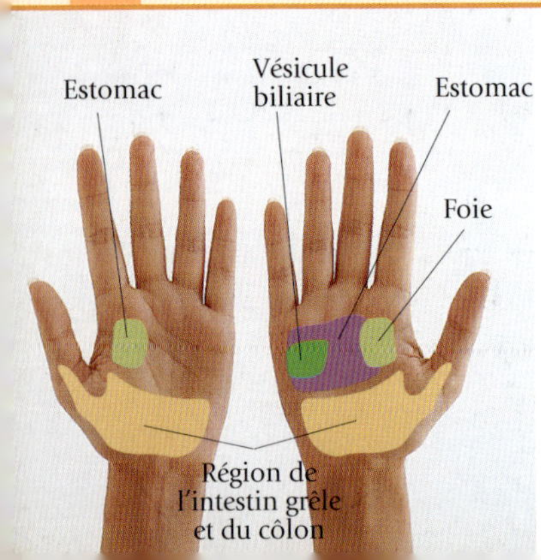

2

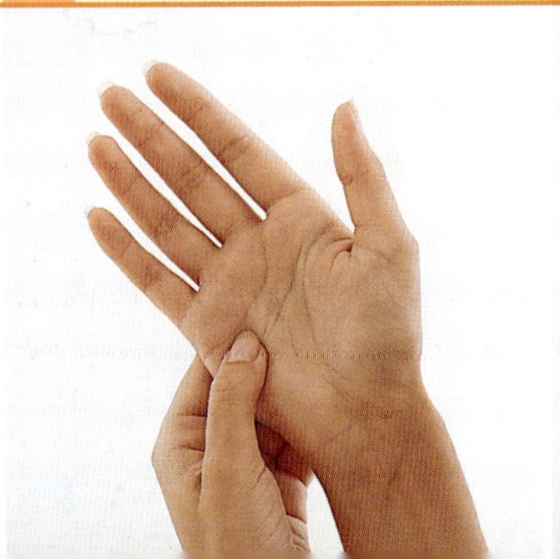

3

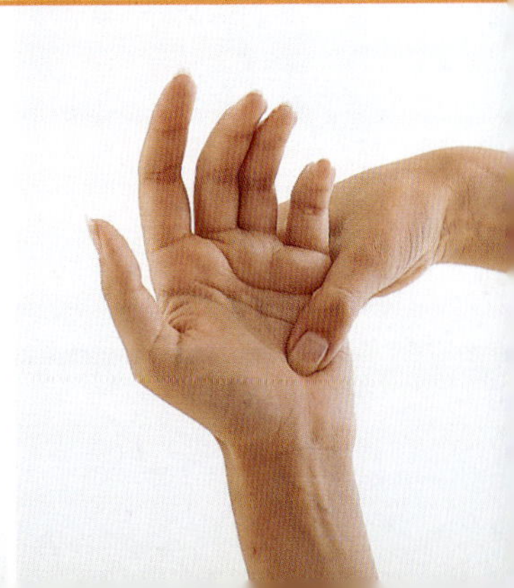

Une question de confiance

Qui peut avoir recours au massage des zones réflexes ?

Le massage des zones réflexes est surtout une méthode préventive. Dans cette optique, tout un chacun peut l'employer du moment qu'il maîtrise les manœuvres et qu'il connaît les règles d'exécution. En revanche, la réflexologie proprement dite, telle qu'elle s'est développée depuis quelques décennies, est une discipline qui relève de la physiothérapie. En plus des zones correspondant aux organes et à différentes parties du corps, certaines zones réflexes liées aux muscles et aux commandes neurologiques jouent ici un rôle important. Du fait des connaissances que cela suppose, tant du point de vue anatomique que du point de vue proprement médical, cette thérapie, dite régulatrice, est réservée aux médecins et aux paramédicaux.

Le massage des zones réflexes peut-il être combiné avec d'autres formes de traitement ?

Le massage des zones réflexes peut tout à fait être associé à d'autres thérapies naturelles. Mais attention : il faut éviter un excès de stimuli ! Il est préférable de ne pas exposer l'organisme à un grand nombre d'influx simultanés. Le corps a besoin de temps pour traiter toutes ces informations. Avant de recourir au massage des zones réflexes à titre complémentaire, il est donc toujours préférable de demander l'avis d'un médecin ou d'un thérapeute.

Comment trouver un bon thérapeute ?

C'est surtout une question de confiance personnelle. Si le masseur ne parvient pas à gagner votre confiance ou bien si vous sentez ses mains mal à l'aise et tendues, c'est que vous n'avez pas frappé à la bonne porte. Indépendamment de la maîtrise technique du masseur, il faut que le massé puisse se sentir sécurisé au plan personnel. Choisissez quelqu'un, amateur ou professionnel, qui travaille consciencieusement et en la compagnie de qui vous vous sentez bien. Le massage des zones réflexes ne doit jamais se faire dans la précipitation ni se résumer à la simple application de techniques. Pour apporter des bénéfices réels en termes de santé et de bien-être, il faut qu'il soit effectué avec sollicitude. Pour obtenir les coordonnées d'un réflexologue dans votre région, adressez-vous à la Fédération française des réflexologues (www.reflexologues.fr).

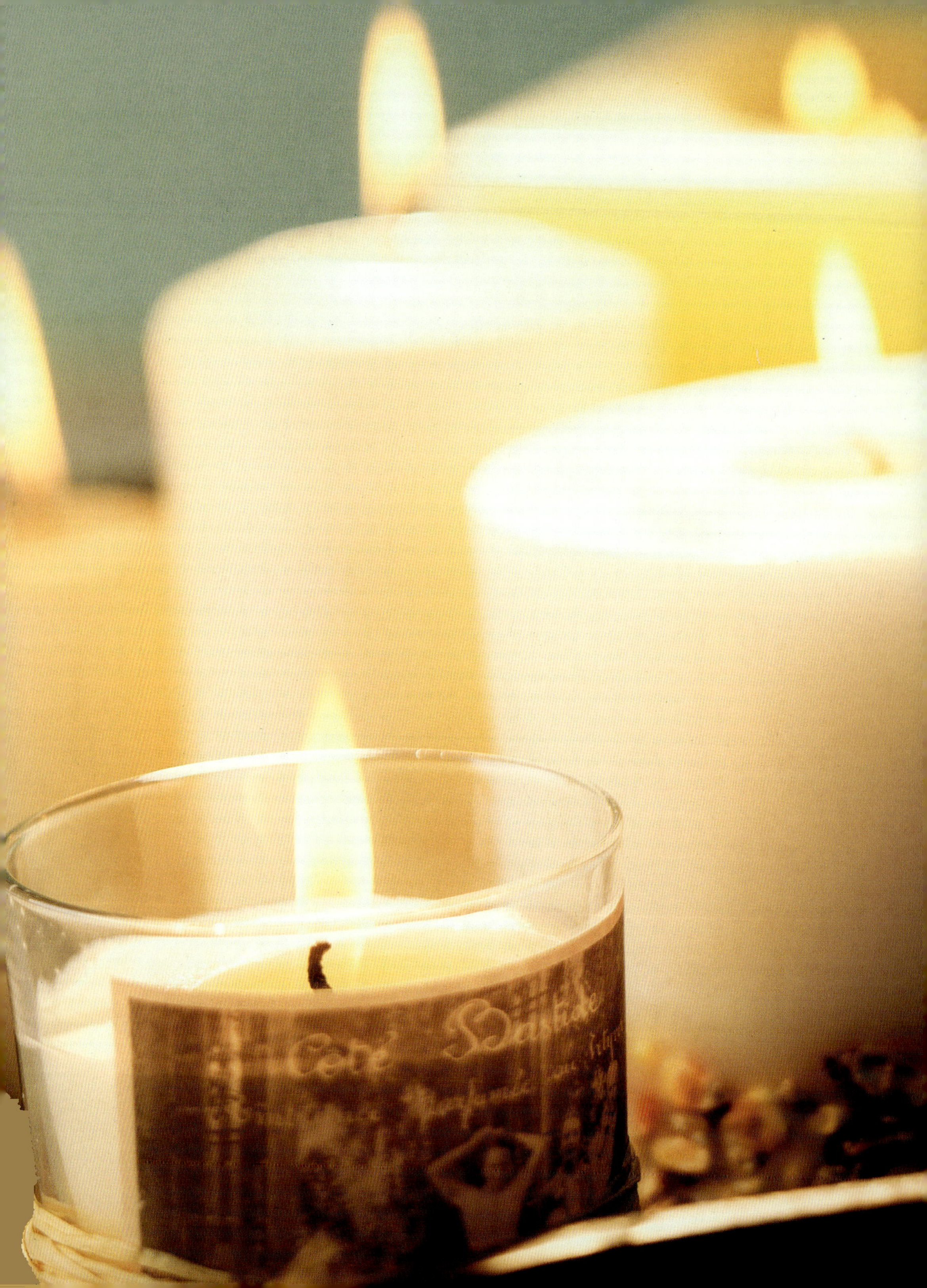

Relaxation douce

L'alternance naturelle entre tension et relâchement nous maintient en bonne santé et nous apporte la tonicité et le ressort indispensables à la vie. Pour rester détendu, la meilleure chose que nous puissions faire est d'empêcher les tensions déséquilibrées de s'installer. Les exercices proposés dans ce chapitre viennent compléter le massage des zones réflexes et favorisent l'harmonisation de la circulation naturelle des énergies. Ils vous apporteront calme et équilibre intérieur.

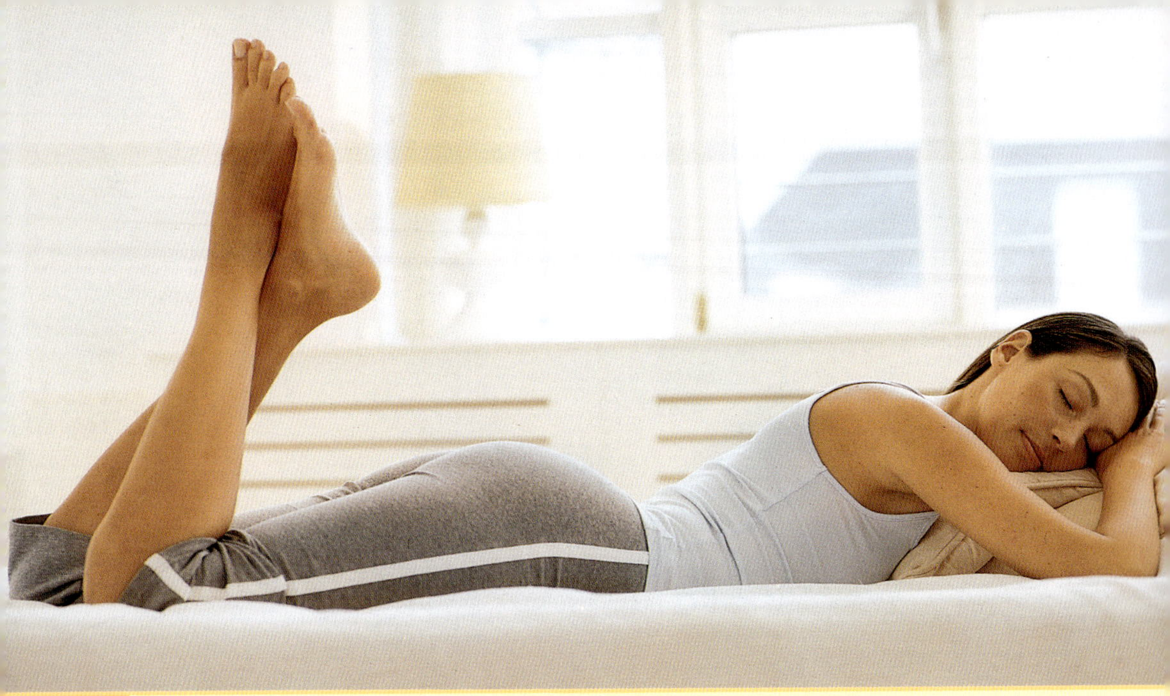

Trouver le calme

Le corps et l'esprit formant un tout indissociable, notre santé dépend de notre capacité à considérer ces deux sphères comme également dignes d'attention. L'alternance entre tension et relâchement joue un rôle fondamental dans le maintien d'une activité vitale équilibrée. Dans les chapitres précédents, vous avez appris comment améliorer votre bien-être par le massage des zones réflexes. En complément de ce traitement, je vous recommande une série d'exercices qui ont pour but l'harmonisation du flux énergétique dans votre corps et la relaxation générale.

Tension et relâchement

L'alternance naturelle entre tension et relâchement correspond au principe vital de rythme. C'est grâce au rapport équilibré entre ces deux pôles que l'énergie se libère et que naît ce que l'on appelle du point de vue physiologique la tonicité et du point de vue psychologique le ressort. Lorsque l'équilibre est rompu par une tension prolongée, le stress s'installe et une recherche éperdue du relâchement s'engage. Beaucoup d'individus n'ont pas conscience que chercher le relâchement est une contradiction dans les termes. Le relâchement est en effet par définition un phénomène qui se produit de lui-même lorsque les forces de tension cessent d'agir. Il suffit, par conséquent, de renforcer notre capacité naturelle à réagir à temps aux tensions déséquilibrées ! La vie veille normalement toute seule au maintien de l'alternance rythmique d'où naissent la tonicité et le ressort. Le mieux en ce qui nous concerne est d'essayer de ne pas laisser les tensions déséquilibrées s'installer.

Cela est bien sûr plus facile à dire qu'à faire, surtout dans l'environnement de stress qui est le nôtre aujourd'hui. Beaucoup de gens sont soumis dans leur travail à des impératifs, sources de déséquilibres, et cherchent paradoxalement à prolonger inconsciemment cet état d'agitation durant leur temps libre. C'est pourquoi il est si important d'apprendre à lâcher prise.

Se relaxer efficacement

Faire de la relaxation n'a de sens que dans la mesure où l'on s'est préalablement interrogé sur la situation et le schéma comportemental responsables de l'état prolongé de stress et d'agitation dans lequel on se trouve. Pour pouvoir réagir avec calme et détermination aux problèmes de la vie quotidienne, il faut prendre un certain recul. Or cela n'est pas facile. Pourtant, sans ce recul, il est impossible d'atteindre un degré de relaxation suffisant pour compenser les tensions inévitables.

Cette réaction de « détente » par rapport aux situations de stress est rendue possible par une écoute attentive du flux de la force vitale d'où il ressort calme, équilibre et harmonie.

En effectuant régulièrement les exercices présentés dans ce chapitre, vous serez plus détendu et plus équilibré. Dans les moments de forte tension, vous sentirez davantage « la terre sous vos pieds » et réagirez plus posément aux situations difficiles, car vous serez en contact plus étroit avec vous-même et vos forces et disposerez en fin de compte de plus d'énergie. Ces exercices ne nécessitent ni espace ni matériel particulier. Vous pourrez donc les faire aisément chez vous ou dans n'importe quel endroit calme.

Comment procéder

- Lisez la description de chaque exercice en détail et familiarisez-vous pas à pas. Pour vous aider, vous pouvez enregistrer le texte sur un magnétophone de manière à vous donner vous-même les instructions. Vous pouvez bien sûr y apporter de petites modifications si cela vous aide à vous représenter les mouvements.
- Parlez lentement et d'une voix posée et faites suffisamment de pauses. Vous pouvez aussi agrémenter votre séance d'une musique de fond (musique de relaxation ou de méditation).
- Chaque exercice dure entre sept et dix minutes. Si vous êtes pris de légers étourdissements, interrompez l'exercice en

cours et allongez-vous un instant. C'est tout simplement que vous avez créé un vide un peu trop important dans votre tête. Au bout de quelques secondes vous vous sentirez déjà beaucoup mieux.

Massage plantaire avec balle de tennis

Cet exercice revigore, stimule la circulation sanguine, augmente la capacité perceptive des pieds et est en outre très indiqué dans certains problèmes podologiques (comme les pieds plats ou les déformations de la voûte plantaires). Vous n'avez besoin de rien d'autre que d'une balle de tennis, si possible usagée et molle.

L'exercice

1 Placez-vous debout, pieds nus, et portez toute votre attention sur vos plantes de pieds.
2 Imaginez leur contour, essayez de sentir la surface qu'elles occupent au sol et soyez attentif à la « qualité » du contact. Obser-vez également vos impressions et vos sentiments. Cherchez à vous rendre compte de la stabilité de votre position.
3 Dès que vous avez l'impression d'être bien en équilibre sur vos deux pieds, posez tout d'abord le pied droit sur la balle de tennis qui se trouve posée devant vous en faisant passer le poids de votre corps sur la jambe gauche.
4 Exercez une forte pression sur la balle et commencez à faire des petits mouvements

› Une balle de tennis et un peu de temps – c'est tout ce dont vous avez besoin pour faire cet exercice.

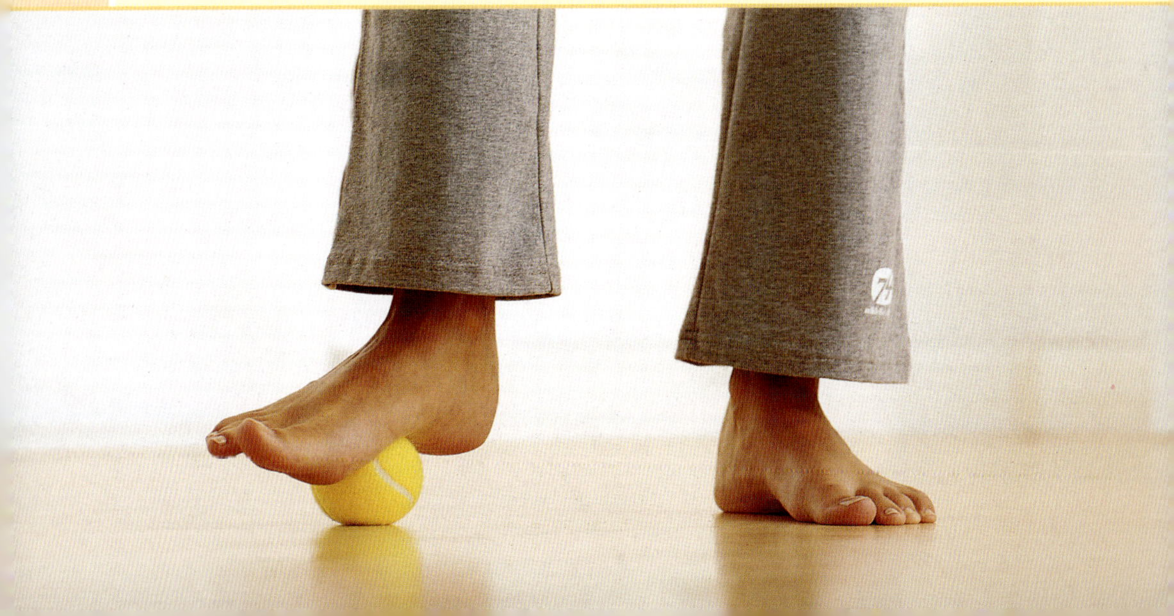

circulaires avec le pied. Le geste ne doit pas être trop rapide, sinon la balle risque de vous échapper et vous serez continuellement obligé de courir après. Le fait de faire des mouvements circulaires lents tout en exerçant une pression forte sur la balle permet de masser la plante du pied.

5 Arrêtez au bout de trois à cinq minutes, et faites la même chose avec le pied gauche.

6 Revenez tranquillement à la position initiale et portez votre attention sur la surface de contact de vos plantes de pied avec le sol et sur ce que vous ressentez. Vous constaterez un accroissement considérable de la perception des surfaces de contact ainsi qu'une sensation de chaleur dans les pieds. Pourtant, physiologiquement, rien n'a changé en dehors d'une irrigation accrue des tissus. C'est comme dans la vie : il suffit de se sentir calme et sûr de soi pour être effectivement calme et sûr de soi.

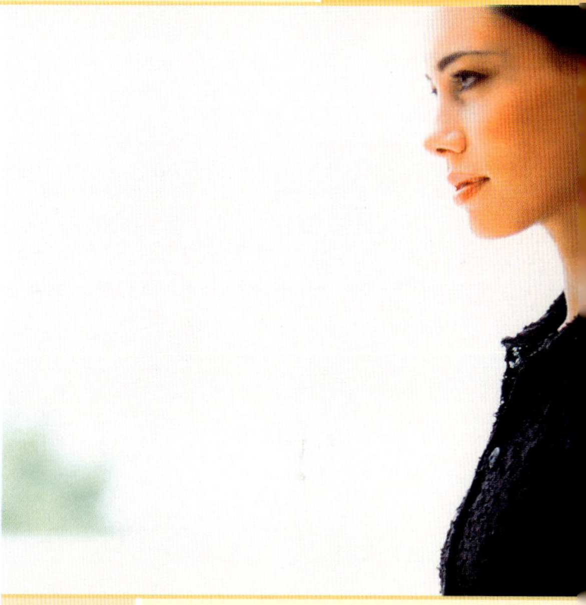

Les exercices de relaxation libèrent l'esprit des problèmes de la vie de tous les jours.

Ressentir l'enracinement

Les deux exercices suivants sont également efficaces pour augmenter sa confiance en soi et sa statique, établir un bon contact entre les pieds et le sol et favoriser la circulation énergétique naturelle. Si vous avez parfois l'impression que le sol « se dérobe sous vos pieds » ou de ne pas être suffisamment « ancré », ces exercices vous permettront de prendre le recul nécessaire par rapport aux situations de stress qu'engendre la vie de tous les jours. En adoptant ainsi une attitude positive, vous constaterez un regain d'énergie et une plus grande lucidité quant à l'effort que vous êtes à même de fournir à un moment donné dans telle ou telle circonstance.

L'exercice

1 Placez-vous en position debout, fermez les yeux et laissez pendre vos bras de façon décontractée.

2 Portez toute votre attention sur la respiration. Observez l'alternance rythmique entre expiration et inspiration sans chercher à la diriger. Respirez ainsi pendant une minute ou deux.

3 Imaginez que vous êtes un arbre : vous vous tenez au beau milieu d'un pré fleuri loin de toute habitation. Vos pieds se confondent avec la terre – du centre de vos plantes de pied commencent à pousser des racines. Vous sentez ces racines s'étendre dans le sol en vous procurant une stabilité de plus en plus grande. Parallèlement vos branches se développent également. Vous prenez petit à petit la forme de l'arbre que vous vous représentez. Sentez, éprouvez, vivez cet enracinement dans la terre et cette parfaite stabilité que vous procure le fait d'être arbre.

4 Imaginez maintenant qu'une légère brise se lève. Vous commencez à vous balancer en suivant les mouvements du vent, comme le ferait un arbre. Vous faites des mouvements circulaires lents en vous balançant d'avant en arrière et de droite à gauche. Pendant ce temps voyez comme vous vous sentez en sécurité et sûr de vous en raison de votre enracinement profond dans le sol. Vous jouissez de ces mouvements dans le vent et sentez votre corps et votre esprit se balancer librement. Toutes les tensions se dissipent peu à peu. Le vent s'apaise, et vos mouvements ralentissent progressivement jusqu'à ce que vous soyez de nouveau immobile. Vous vous dressez au milieu du pré, calme, assuré, plein de force et profondément enraciné.

5 Chassez maintenant de votre esprit cette image de l'arbre. Vos racines et vos branches se rétractent lentement. Retrouvez la conscience de vous-même et de l'endroit où vous vous trouvez. Réinvestissez l'espace de manière consciente en poursuivant l'exercice. Inspirez et expirez trois fois profondément. Ouvrez les yeux dès que vous vous sentez prêt à le faire et restez encore un moment immobile. Portez votre attention sur vos mains et vos pieds et voyez comme vous vous sentez bien et sûr de vous.

CONSEIL

Ici et maintenant

Faites régulièrement dans le courant de la journée une pause de quelques cycles respiratoires et répétez-vous : « La vie, c'est ici et maintenant ». Jamais aucune chenille n'est devenue plus vite papillon du simple fait qu'elle l'a voulu. L'état de relaxation n'advient pas du seul fait de la volonté – il faut laisser du temps au temps… Organisez simplement votre quotidien de manière à pouvoir vous consacrer davantage à ce que vous aimez faire.

Harmoniser la circulation énergétique

En tant que canaux énergétiques, les pieds jouent un rôle très important aussi bien dans le captage de l'énergie que dans son évacuation. L'exercice suivant favorise la circulation énergétique naturelle.

L'exercice

1 Placez-vous en position debout, fermez les yeux et laissez pendre vos bras de façon décontractée.

2 Portez votre attention sur la respiration. Observez l'alternance rythmique entre inspiration et expiration sans chercher à influer sur son déroulement. Respirez ainsi pendant une minute ou deux.

3 Imaginez que vous respirez par les pieds. Par le pied droit, vous inspirez tout en captant de l'énergie nouvelle. Cette énergie emplit tout votre corps, vous nettoie et vous donne de la force. Par le pied gauche, vous expirez tout en évacuant l'énergie usée, qui sera ensuite nettoyée, purifiée et régénérée dans la terre. Inspirez à nouveau l'énergie fortifiante et constructrice par le pied droit, puis expirez par le pied gauche tout ce qui vous affaiblit et vous perturbe (représentez-vous distinctement cette circulation énergétique en vous concentrant quelques minutes dessus).

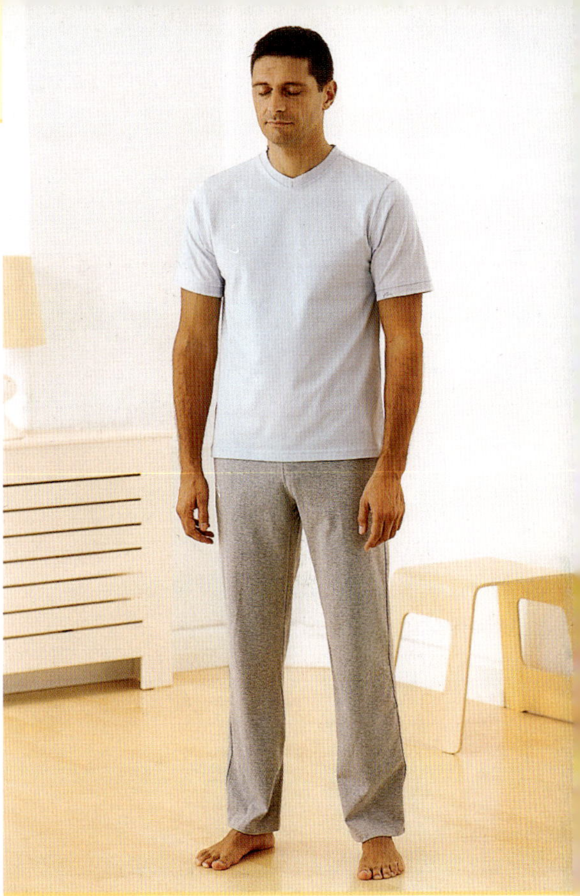

› Puisez l'énergie par le contact direct de vos pieds avec le sol.

4 Chassez maintenant l'image de la circulation énergétique de votre esprit et portez votre attention respiratoire de nouveau sur la bouche, le nez et le ventre. Inspirez et expirez trois fois profondément et ouvrez les yeux dès que vous vous sentez prêt à le faire. Restez encore un moment immobile et sentez la force et le calme parcourir votre corps.

Annexes

Index

N

O

P

R

L'essentiel

en un clin d'œil

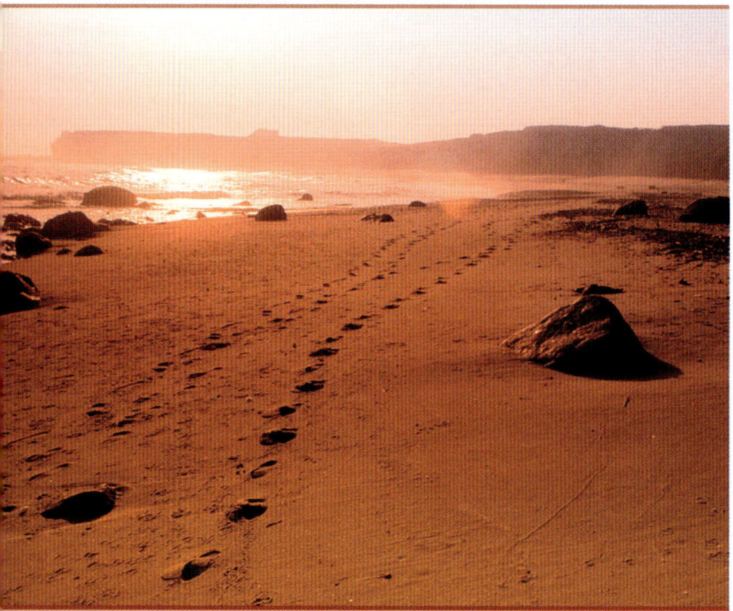

« Garde l'équilibre et masse avec sollicitude. »

Linda McKim
Réflexologue

LE MOUVEMENT POUR PRINCIPE

Les pieds et les mains symbolisent le mouvement comme principe de la vie. De la naissance au trépas, nous cheminons à travers l'existence.
De nombreuses expressions courantes dénotent l'importance que nous attachons inconsciemment aux pieds :
franchir le pas, avoir les pieds sur terre, prendre son pied, avoir bon pied bon œil, attendre de pied ferme, mettre les pieds dans le plat, etc.
Le pied est la partie du corps où l'on dénombre le plus d'articulations (une cinquantaine), d'où son extrême mobilité. Le massage des zones réflexes des pieds permet de mettre beaucoup de choses en mouvement, au physique comme au moral.

LE BIEN-ÊTRE POUR BUT

Le massage des zones réflexes est utilisé par beaucoup de gens pour prévenir les maladies et pour soigner les maux courants. Le but de cette méthode est de stimuler les forces d'autorégulation et d'autoguérison de l'organisme. En recourant régulièrement au massage des zones réflexes, vous contribuerez activement à l'harmonisation de vos propres forces d'autoguérison et créerez ainsi les conditions nécessaires pour rester en bonne santé, équilibré et plein de vitalité.

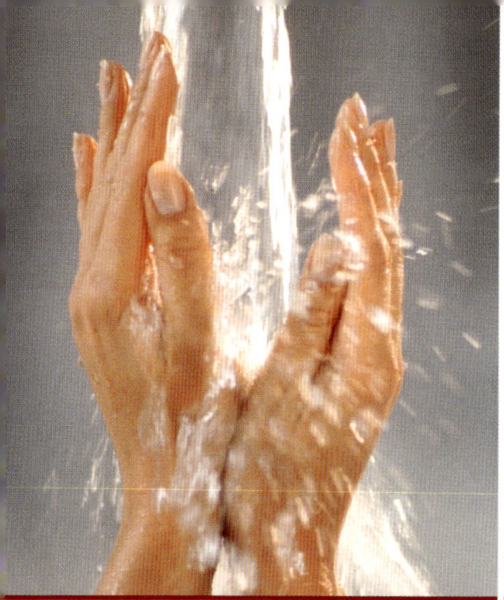

MASSER, C'EST AVANT TOUT S'INTÉRESSER

Tout le monde connaît désormais le massage des zones réflexes. Cette méthode thérapeutique doit son succès, d'une part au désir grandissant d'agir par soi-même sur ses propres énergies vitales en employant des moyens naturels et globaux et, d'autre autre part, au fait qu'elle implique un intérêt de la part du donneur pour le receveur. Les mains sont le symbole de l'intersubjectivité et de l'échange. Le mot massage signifie à l'origine contact physique. Masser, c'est donc non seulement mani-puler mais aussi comprendre.

LA DOUCEUR POUR MÉTHODE

Durant le massage, nous sommes en contact avec les forces vitales du receveur.
Aussi le plus important est-il de manipuler ses pieds avec douceur, prudence et tact. Pour retirer le maximum de bénéfices, le receveur doit se détendre complètement. Il est donc impératif qu'il se sente en confiance. Une atmosphère calme et agréable y contribuera.

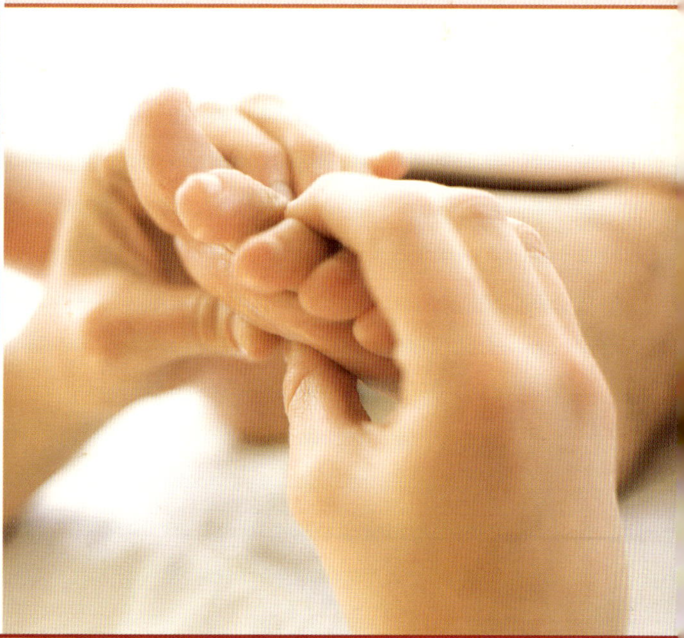

LA SANTÉ, C'EST L'ÉQUILIBRE ET L'HARMONIE

Recourir au massage des zones réflexes revient à se prémunir des disharmonies énergétiques. En stimulant ou en apaisant l'organisme par des manœuvres appropriées, nous l'aidons à faire face aux perturbations et à rétablir par lui-même l'équilibre. Familiarisez-vous avec le concept des zones et avec les techniques utilisées, respectez les contre-indications et jugez par vous-même de l'effet bénéfique et relaxant de la méthode.

Avertissement

Les conseils et informations délivrés dans cet ouvrage sont l'aboutissement de l'expérience de l'auteur. Leur exactitude et leur fiabilité ont été soigneusement vérifiées, mais ils n'ont en aucun cas vocation à se substituer à l'avis éclairé d'un médecin. Le lecteur est donc seul responsable de l'usage qu'il en fait et doit, en cas de doute ou de troubles persistants, demander conseil à un professionnel de la santé.

L'auteur et l'éditeur déclinent toute responsabilité quant à d'éventuels dommages encourus suite à l'utilisation du présent ouvrage.

Crédits photographiques

Photographies : Nicolas Olonetzky

Sauf: pages 4, 6, 126, Alamy; page 10, Corbis; pages 15, 24, Gettyimages; page 119, Imagesource; page 114, Jahrheiss; pages 22, 127 haut, Jump; plat 2 de couverture, pages 1, 6, 27, 28, 49, 50, 127, Mauritius; pages 8, 76, Ufa.

Illustrations: Medical Art Service, Isabel Christensen, Ingrid Schobel

Traduit de l'allemand par Manuel Boghossian

Couverture : modzilla!

ISBN: 978-2-7114-1859-6

Dépôt légal: avril 2007

Achevé d'imprimer en avril 2008 par Media Landmark Investments Ltd, Hong-Kong.